忘了我是誰

阿茲海默症的世紀危機

J'OUBLIE QUI JE SUIS!
LA MALADIE D'ALZHEIMER：
L'ÉTAT D'URGENCE DU SIÈCLE

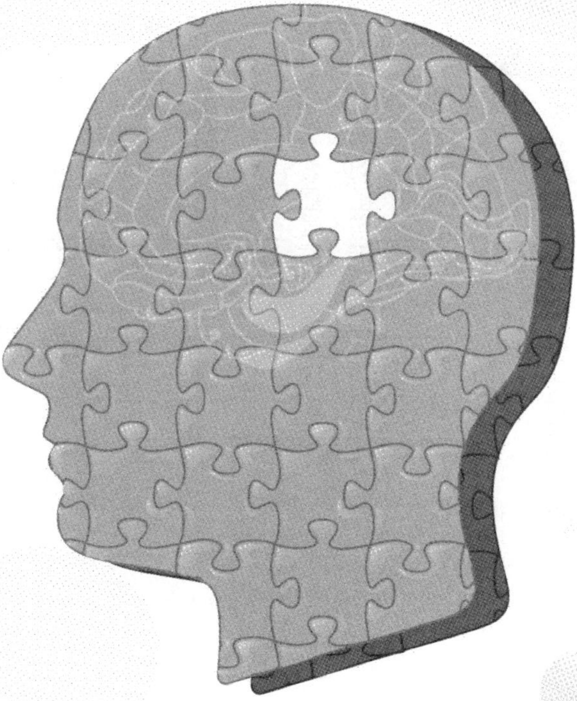

楊翠屏 Elisabeth Bourgevin ◎著

目錄

●導因

●預防

拯救

本書獻給淑姿、淑琴、淑英、翠微

〔推薦序〕

長壽的隱憂

劉秀枝
（陽明大學兼任教授，前台北榮總一般神經內科主任）

年過五十，常覺得記憶不如從前，是正常老化？無可避免？還是阿茲海默症（老年失智症）的前兆？相信不少人會有這種疑慮。後中年兒女相聚時，也常會提到長輩們的記憶衰退和不尋常行爲。例如一位朋友開車載患有失智症的母親去郊外遊玩，傍晚回家時，坐在後座的母親突然抓狂，認爲朋友要害她，不知要把她帶往何處。雖然朋友一再保證說：「我是您的女兒，絕對不會害您的。」但母親說：「我沒看到妳的臉，怎知妳是我女兒？」，兩手抓著前座，一直要女兒回過頭來。幸好這位朋友開車技術高超，且頗爲鎮靜，加上母親旁邊還有其他家人，幫忙把母親的情緒穩定下來。經過這一番「黃昏日落症候群」的折騰，以後帶母親出門時，一定在黃昏前趕回家。

當懷疑自己或家人的記憶力是否出了問題時，最好是看醫生，讓醫師判斷是否有失智症或者只需定期追蹤即可。然而，門診的時間有限，很多問題來不及問醫師，就是問了，醫師恐怕也無法詳細回答，因此常需自己做功課。而照顧失智長者不僅辛苦，且常會有意想不到的狀況發生，所以最好未雨綢繆，先對失智症可能會遇到的問題有所了解。縱使沒有這些顧慮，一般人也很想知道如何預防失智症。這些訊息的來源除了向台灣失智症協會等組織尋求諮詢、在網路報章雜誌上搜尋相關文章外，閱讀失智症的專書更是一項重要的功課。

楊翠屏女士政大外交系畢業，是法國巴黎第七大學文學博士，旅居法國三十四年，專事寫作，深得中、法文化的精髓。有感於老年失智症（阿茲海默症）是先進國家人口老化後的隱憂，又鑑於世界名人、身旁親友均為失智症所苦，她由各種管道大量吸收相關知識，包括閱讀最新醫學期刊，以一個專業作家的筆觸，為大家介紹老化和失智症。因其夫婿是醫生，自然成為她的醫學顧問，使本書不僅符合大眾的需求，也兼具醫學專業的知識。

本書的內容平實豐富。其縱剖面由阿茲海默症的歷史談起，從一個世紀前的第一位阿茲海默症病患，即五十一歲的奧古斯蒂．笛女士開始，介紹阿茲海默症醫師的醫學生涯，阿茲海默症的正名，直到近代名人的罹患失智症，以及目前法國政府大刀闊斧的關於阿茲海默症的政策。而橫的廣度方面由老化開始、輕度知能障礙、憂鬱症、照顧者的負擔，到阿茲海默症的致病因素、導因和預防，以及政府的因應之道。雖然本書的參考文獻主要是西方國家的資料和經驗，但他山之石，可以攻錯，而法國於二〇〇五年時的平均壽命爲男七十八歲、女八十三歲，其人口老化在台灣之前，可供借鏡之處甚多。目前全世界有最長壽紀錄的人瑞，即活到一百二十二歲的冉妮・卡蒙（Jeanne Calment），就是法國人啊！

我最欣賞的是預防的部分，包括勤動筋骨，控制血壓、體重和膽固醇，廣交老友，食物密碼，環境刺激，讓大腦永不退休等，所引用的醫學文獻都是近幾年才發表的最新資料。畢竟大部分的老年人都不會得到阿茲海默症，因爲六十五歲以上的老年人約百分之五有失智症，之後罹患率隨著年齡的增加而增加，但幾乎所有的老年人都活在阿茲海默症的陰影之下，因此如何預防是大家所最想知道，也都可用得到的。這本書可以讓我們了解阿茲海默症的來龍去脈，並引導我們去預防它、避開它，不論自己或家人是否有失智相關的症狀，這都是本值得一讀的好書。

〔推薦序〕
親切分享經驗

湯麗玉
（社團法人台灣失智症協會秘書長，國際失智症協會理事）

感謝本書作者給予社會大眾許許多多深入淺出的說明與提醒。如果讀者們有一點點擔心自己罹患失智症的話，此書是一本值得您仔細看的書，而且要認眞地身體力行。作者分享自己及周遭朋友的經驗，使本書比一般醫學相關書籍多了一分親切感。

英明的法國政府看到失智症對個人、社會及國家的衝擊，於二〇〇八年啓動抗阿茲海默計畫，更由總統成立專門委員會來研究有效、正確的診斷與治療，讓失智患者及家屬獲得妥善的照顧。法國設立記憶門診、重視居家照顧、提供家屬照顧訓練及支持服務、建設智能激發中心、設立日間照顧中心及小單元失智專門療養院／養護中心等。法國總統更利用擔任歐盟主席機會推廣阿茲海默政策，使得近年來歐洲失智症防治照護工作有長足的進步。因此，不只一般社會大眾，從事老人及身心障礙工作者、政府相關單位同仁都應深入了解。

（此書內容中某些名詞的使用與台灣不同，如Dementia of Lewy Body大多翻譯爲路易氏體失智症，另外相關單位機構之使用名稱也不同，讀起來馬上知道這位作者不住在台灣，這是比較可惜的地方。）

〔自序〕老化令人哀傷？

古早，人類因發生意外、傳染病而早夭。後來，備受癌症、心血管疾病之苦。若早期發現癌症，二十世紀末期醫學進步可以有效治療；至於心血管疾病，趁早診斷，現在也有特效藥。人類壽命延長，本是件可喜之事，但世界人口老化，衍生老年疾病，阿茲海默症病患激增，無人能確定自己不會罹患。如我家斜對面鄰居、女鄰居的姊姊、隔壁鄰居的婆婆、中國女友的法國婆婆、外子朋友的父親、我在健身房認識法國女友的母親、女演員麗泰・海華絲（Rita Hayworth）、美國前總統雷根，甚至連英國前首相有「鐵娘子」之稱的柴契爾夫人等。後者的女兒於二〇〇八年九月出書，敘述母親於七十五歲（千禧年）起，記憶力逐漸喪失，剛剛過目的文章即記不起來；女兒須多次重覆父親已於二〇〇三年六月過世，柴契爾夫人以爲先生還活著呢！至於她當首相期間（一九七九年至一九九〇年）的記憶還尚完整。卡蘿・柴契爾難以相信，往昔意氣風發，記憶力像一台電腦、像大象、永不生鏽的母親，竟然也會……。失智加上數次小中風，使母女生活起了可怕的變化，最令她生氣的是，對母親愛莫能助。從二○○二年起，其醫生建議她不要在公共場所發言以免失態。

人人懼怕阿茲海默症，就像一九七○年代，面對癌症如談虎色變，束手無策。它是老化最黑暗的一面，我們害怕失去記憶、人生經驗、與我們所愛人們的關係、與周遭世界的關聯，換言之，害怕失去我們的身分、人性。

年過四十五歲之後，我開始對醫學常識、健康問題感興趣。外子是醫生，我方便閱讀醫生日報、醫學期刊及書籍。起初我在書店購買大眾化的健康書籍：大腦、憂鬱症、壓力、抗癌、防禦機制等。由於閱讀有心得，且沉醉在「知識之喜悅」中，加上手頭有中英對照的《道氏醫學大辭典》（Dorland's Illustrated Medical Dictionary）及法文「醫學圖解辭典」。遇到不懂處有外子這部活字典，我進一步涉獵醫學專業人士使用書籍：「老年醫學」、「老年預防醫學」、「神經學」、「神經心理學」、「心臟病學」、「糖尿病及新陳代謝疾病」、「治療帕金森氏症」、「壓力、病理學及免疫性」等。

在家時，每天下午觀看公共電視台一小時二十分的「每日健康」節目，是由兩位醫生記者主持，講解一主題時會穿插醫院開刀過程，外科醫生會同時說明。有時候請文學教授解釋日常生活的醫學用語，請體育教練示範幾個動作，請營養師講解健康攝食。介紹一種病症時會邀請病人現身說法，或在家訪問病人。另外七分鐘介紹急救醫學（SAMU），這是六十年代末期，法國醫生創立的「緊急醫藥協助服務」。重傷、昏迷、心肌梗塞、中風、急性肺水腫、急性肺栓塞、上吊、勒絞、觸電等須緊急處理案件，電話撥一五，醫生會到現場急救，然後送病人到醫院做進一步檢查、治療。歐洲一些國家逐漸仿傚法國這種醫生須去現場急救處的治療技術，而不是救護車快速輸送病人去醫院急診室。

此健康節目很受歡迎，二〇〇七年九月增添三十分鐘的「請問醫生」，每天討論一主題，醫生回答觀眾事先提出的問題，當然也有一位病人（或以往有此病歷）被邀請參與。二〇〇九年二月最後一星期（五天），每天七分鐘介紹荷納城（Rennes）一位青少年精神科女醫師成立的「移動醫療隊」。當國中或高中學校校長發覺問題學生後，自動以電話聯絡「移動醫療隊」的總部，一位精神科醫生及一位社會助理先在小卡車內（中立地帶）接見問題學生和家長，讓青少年道出其生活困境、人生難題；能以語言表達心中苦楚，不只是傳遞訊息，亦是表達情感，這是第一步，接著醫療隊分析問題癥結，讓對方了解，進而接受。第二次則到青少年家中訪問；每次接觸後，青少年精神科醫生、心理學家、心理分析專家、社會助理約十五人，會在總部討論每個案件。問題明朗化後幾個月或一年之後，「移動醫療隊」會再自動聯絡青少年，看一切是否OK。法國衛生部長極重視青少年的心理狀況，很期望其他城市群起效尤此結構。台灣衛生署或許可做爲參考，避免問題少年投訴無人，在上游先向他們伸出援手，減少未來社會問題。

「老化」本身就令人哀傷，身體疾病的問題、生活沒積極目標、失落和無望的心理壓力，許多老年人沮喪、罹患憂鬱症。黎莫茲（Limoges）成立法國第一個老人精神科「移動醫療隊」，接到家庭醫生的通知後，一位老人科醫生和一名護士親自到有心理問題的老年人家中巡查。例如一位八十五歲女士，天天懷念亡夫、獨居，覺得人生乏味，得了憂鬱症。另外一位七十八歲女士，癌症手術後悶悶不樂。老年人的精神狀況常被忽視，這個「移動醫療隊」主動與老年人接觸，避免情況惡化。

二〇〇六年二月，我的婆婆因乳癌入院開刀，幸虧是原位癌，沒擴展至淋巴腺，她做了三個月的放射治療。但是未手術之前，她已憂心忡忡，一直重覆說活不了幾個月了。那年夏天她變得神智錯亂：把原子筆和鉛筆放在冰箱裡，拿著小包袱外出說是去找她姊姊（後者住在離里昂住所五百公里的城市）。我們請她暫住我們家，她有幻覺，找不到錢包即懷疑人家拿她的錢（幾天以後自己找到了）。在我們家住了一個半月後恢復常態，但完全記不起她神智錯亂及曾入急診處事件。

不少老年人因入院手術重大事件，而導致神智錯亂，我婆婆就是一個例子。她起初被神經科醫生診斷爲阿茲海默症，事實上不是。她多多少少有失智現象，但情況沒持續惡化，倒是有老年人常有的憂鬱症。想進一步了解阿茲海默症的病因、病徵，是我撰寫本書的動機。

大多數的醫學現象隱藏在生活中，若想探討、鎖定困難的課題，須實施調查：在一固定時間測試眾多調查對象（例如四十年代末期，波士頓醫生以郊區佛明罕人口爲觀察對象，結果首次發展「生活健康」的新觀念），再與見證人口（一般人口）比較，處理統計數目可歸納出明確的現象。一項研究結果針對一群人在某一時期有效，但綜合多項研究則可歸納出一項理論，例如抽菸、肥胖、不運動、高血壓、高膽固醇、高血糖，是罹患心血管疾病的風險因素等。雖然此書引用法國、美國及其他西方國家的數據與資料，但可作爲中文讀者的參考資料與思考空間。

本書寫作期間承蒙外子不計其數講解醫學名詞，在此致最深的謝意，無他的協助，此書難以完成。

老化

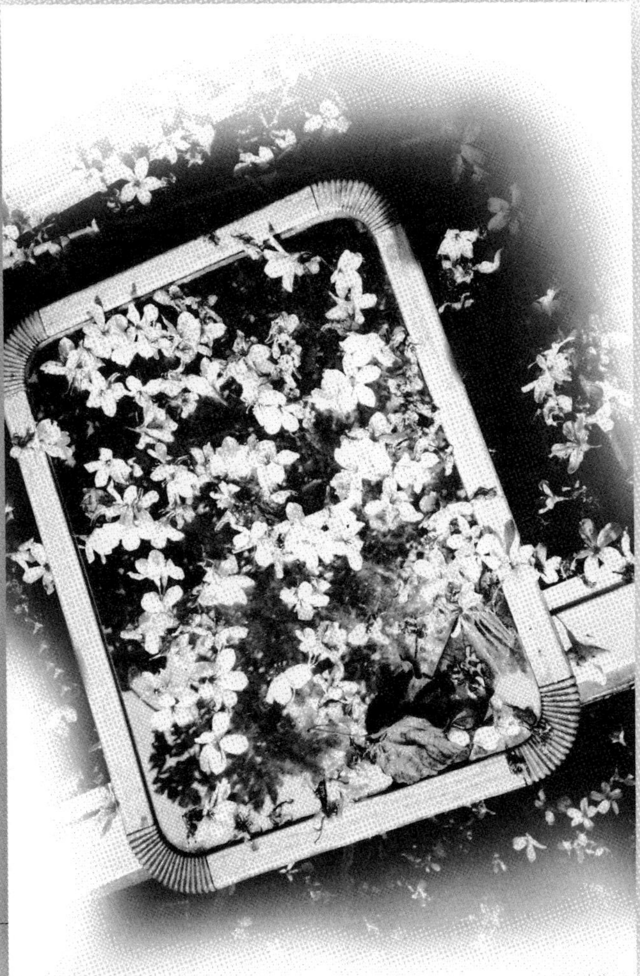

1 解開老化之謎

二十世紀社會進展極明顯的是人類壽命延長。由於老年人口對慢性病的罹患率增高，老年人口增加直接影響到醫療人員。二十世紀後半期，研究老化及老年人特別需要，老年預防醫學及老年醫學兩種新學科應運而生。

諸多民眾，甚至一些醫護人士對身體老化後果具有錯誤的觀念。很久以來，某些老人常患的疾病與老化結果相混淆，令人畏懼老之將至。例如阿茲海默症與老人記憶力變差是兩碼事。老化是種自然現象，但其機制、過程複雜甚至神祕，至今尚無法完全闡釋。

從生物學的觀點來看，器官老化是從成熟期起，緩慢、漸進、在某定時間之內改變有機體的一種生理過程。此種無法避免、不可回溯的現象，無人能倖免。

長壽是研究老化的一種重要概念，壽限是每個物種可活得最久的極限。每個物種由其基因決定，例如果蠅只有幾天，老鼠兩、三年，大部分的靈長類數十年，人類一百二十歲，烏龜則是兩、三百年。

壽命則是在某一歲數時一般人希望可活著的年齡。最常使用的是出生時的壽命，例如一九九五年，法國男嬰出生時的壽命是七十四歲，女嬰則是八十二歲。每年增長一些，二〇〇七年法國女人平均壽命是八十四歲，男人則是七十六歲。

每一年齡皆可定下平均壽命，當然年紀越大，可存活的歲數則隨之遞減，例如活過平均壽命的百歲人瑞，因身體功能的儲存降低，可能因一場小感冒或肺炎，而在短期間內過世。但從另一個角度來看，活到一定歲數時，你就有活到老的希望，例如六十五歲男人的存活年歲是十六年，女人則是二十一年，即是說你已克服諸多疾病和生活中意外事故。換句話說，六十五歲者比十歲小孩，活到八十幾歲的機率更大。

老化的機制

老化的起源和機制相當複雜，且是多種因素。各種器官老化速度不同，其特色是細胞、分子、組織失去柔韌性，以致老化的個體對外來的侵略及新的情況、環境，適應能力減低。專家們未能完全了解，僅依據至今研究線索勾勒出某些老化過程的介入因素。

基因

基因與老化過程關係密切，各種物種的壽命不同即是明例。操縱某些基因的實驗可改變某些動物像果蠅、老鼠的壽命。我們看過外貌像老人的兒童，這種未老先衰症（la progéria et le syndrome de Werner）是由於一種基因之突變。隨著年齡增長去氧核醣核酸（DNA）會突變與惡化。每次細胞分裂時染色體終端蒙受缺損，至某種程度時其調整功能將逐漸失效。

身體各種器官老化速度不同

老化降低身體功能，每種器官老化速度不一樣，個別差異極大。身體功能較差意味面對焦慮、力竭、外來侵略等情況，老人須動用更大的儲存能量。身體功能老化結果在平靜、受到保護的生活條件下較不明顯。

老人易受傷害源自儲存能力減低，無法適應、對抗焦慮的情況。老化時身體結構會改變。中年發福、腰圍變粗。邁入老年體重則會稍微減輕，脂肪量增加、肌肉量減少。新陳代謝方面，會有胰島素阻抗性現象，休息時能量消耗輕微降低。

感官

(A) 聽覺老化與失聰

許多感官受到老化影響而退化。三十歲起聽力就不像青春期那麼完整。老年兩耳失聰起初是聽不清楚高音。常暴露於噪音會加速失聰。內耳神經細胞因老化而逐漸減少，在人聲吵雜的環境聽不到、聽不懂對方的話。

男女性於五、六十歲之際聽覺開始靜悄悄地走下坡。通常不自覺，有時候甚至不承認。四十五歲至五十四歲有一成失聰，五十五歲至六十四歲一成五，六十五歲至七十四歲二成五至四成，七十五歲至八十四歲四成至六成五，逾八十五歲則超過八成。在美國，失聰在老人盛行的疾病中排名第三。人口老化將使此現象更普遍。越早配戴助聽器越好，因失聰比失明更會與外界隔離，進而影響認知功能。

聽覺器官對老化過程特別敏感，蓋從出生起，接著在整個生命過程至死亡，每個人擁有數量有限的感覺神經細胞。耳蝸內約有三千五百條內部細毛狀細胞，一萬五千條外部細毛狀細胞，這些細胞無法再分裂及重生。老化過程亦影響內耳聽覺神經中樞及傳導體管。

年歲漸長，尚能耳聰目明是健康老年的基本條件，眼、耳是接納資訊的第一道感官。

健身房的音樂太大聲，我上團體課時皆戴海綿耳塞，保留我尚存的「聽力資本」。每兩年看耳鼻喉科醫生做聽力測驗（audiogramme）。

每年三月十五日是法國全國聽力活動日，二〇〇八年是第十一屆。目前聽覺障礙者其中四成年紀不及五十五歲（在台灣，四成的青少年及年輕成年人有聽覺障礙），鑑於一般民眾並不完全了解日常生活中導致聽力受損的風險，讓大家認識耳朵是一個珍貴的感官，內耳細胞一旦受到傷害不再能復原，縱使戴上助聽器效果亦不會十全十美。

(B) 眼睛老化及視障原因

四十歲起水晶體變得較硬、調適能力下降，而導致老花眼是正常現象。水晶體因白內障變得不透明使視力降低。視網膜的敏感地帶黃斑病變將導致失明。平時多食花椰菜、綠色花椰菜、包心菜、菠菜、胡蘿蔔有助於護眼。根據研究吸菸、高血壓、高血脂會影響黃斑病變。老化使得眼淚較少，眼睛變得乾澀。

老花眼年齡有下降的趨勢，甚至三十五歲就開始。需要長時間使用文字及電腦的族群，老花眼較早來臨。我因高度近視，四年前配戴多焦距眼鏡後看書舒服多了，眞後悔沒提早矯正。

我父母於八十三歲、八十歲往生，他們沒白內障。我婆婆、婆婆的姊姊、我一位女鄰居、一位遠鄰的太太，皆於七十五歲至八十歲期間動過白內障手術。法國每年施行五十萬人次，是最普遍的一種手術。

(C) 嗅覺與味覺

除非病態現象，嗅覺與味覺之老化並不造成生活障礙。家庭醫生的角色是讓老年人儘量品嘗生活，避免不必要的飲食限制。至於抱怨失去味覺的病人，可在醫生診所使用一系列香水或香精來追蹤診斷。

老人較沒口渴感覺，家人應請家中老人多喝水，不要等到口渴時才喝，避免造成脫水現象。

肌力與骨骼

老化過程肌肉減少，主要是肌纖維密度減低。肌力減低，不像年輕時肌肉結實可搬運重物。骨骼在青春期就已成形。三十五歲起骨質開始變薄，骨骼密度及堅固程度亦變質。婦女停經後較易得骨質疏鬆症，服荷爾蒙可對抗此症。遺傳、抽菸、酗酒，運動及多食鈣片皆會影響骨骼密度。

心血管和呼吸器官

老化使血管硬化、血液循環不良、血壓升高，膽固醇沉澱在血管壁。我婆婆七十三歲起開始服用治療高血壓藥物。老人做極費力的運動時，無法增加每分鐘心跳次數的最高極限。

二十歲至八十歲，肺部功能減低百分之四十，彈性硬蛋白老化，支氣管較無彈性。縱使每天費數小時鍛鍊，一位頂尖運動選手其高峰期不超過三十歲。

消化與排尿器官

老人胃酸減少、消化抵抗力較差，吸收鐵質及維他命B12功能降低，較易得胃炎或拉肚子。排便較困難、較易便秘。肝的重量因老化而逐漸減輕，過濾藥物功能變差。

由於腎小球數量減少，腎的過濾量減低。腎臟濃縮、稀釋尿液功能亦變差。

老化對排尿生理現象影響複雜，且男女不同。它不致引起尿失禁或其他排尿困難，但若有其他病狀因素則較易導致。膀胱功能亦降低，不像成年人一樣可完全排尿。尿道功能也變差，年老女性常有尿失禁問題，年老男性則受到攝護腺是否腫大之影響，但須考慮個別差異。

皮膚及表皮組織

皮膚老化特色是變薄、蒼白，彈性纖維變質，眞皮的纖維增厚，兩手會有老人斑。暴露於光線的部位這些改變較明顯。皮脂腺及汗腺的活動力較差，故老人的皮膚較乾燥，體溫調整功能變差，較不易出汗、較怕冷。

指甲長得較慢、較易斷裂。頭皮毛囊數目下降，頭髮成長速度遞減，黑細胞數目減少，故頭髮變白、稀疏。

神經系統

中樞神經系統的軸突、突觸，老化使其傳導速度緩慢，老年人的反應較遲鈍，但不影響日常生活的各項活動。記憶力變得較差，尤其是即時記憶。若無失智症，童年、年輕時的智能發展亦保留著。老年非意味愚昧、昏庸。

睡眠

睡眠隨著年齡增長而改變。五十歲之後生理變化使睡眠品質變差。老人睡眠時間縮短，無法馬上入睡、一覺睡到天亮，時常醒來。

老人的生理晝夜節律較不規則，褪黑激素分泌減少。他們傾向於早睡早起，老年人極少是夜貓子。七成五七點之前起床，其中三成則更早，原因是生理時鐘慢慢走調。我媽媽生前淺眠、早醒，總覺得睡眠品質不是很好。

阿茲海默症患者有時會晝夜顛倒，因腦內晝夜及節律振盪器受損。有些嚴重病患白天睡覺，晚上則騷動不安。

年紀越大有午睡習慣的比例增加，逾六十歲者有五成，午睡時間在二十分至三十分鐘，超過的話會影響晚間睡眠。大多數成年人睡眠時間介於六小時半至七小時半之間。兩成的成年人不需要六小時的睡眠，一成則需要九小時以上。

根據美國一項在六年期間觀察一百萬人的睡眠習慣研究，證實一晚睡眠時間少於四小時者，其死亡率是常人的十倍。超過十小時者是兩倍。結論是睡眠時間過短或過長皆有損健康。

免疫系統

一般而言，老化過程使免疫細胞反應力減低。雖然體液的免疫反應無大變化，但接種疫苗後產生特別抗體不像成年人那麼旺盛。雖然如此，打預防針對老年人還是有效。

性器官與性功能

更年期的女性卵巢不再分泌動情激素，月經停止，乳腺及子宮收縮，陰道內壁萎縮、乾澀。無法再生育。男人睪丸的睪固酮分泌減少，但有個別差異。攝護腺腫大。

老化對男女性的生殖功能有不同影響。邁入更年期之後女性無生育能力，有些女性爲此感到悲哀，覺得沒女人味，趕緊在停經之前再生個小孩。男性的生殖力降低。大多數的老人具有性生活，雖然次數不像以往頻繁。

老化與心理狀態

人的心境會隨年紀、環境而改變，老人亦不例外。老人給一般人的印象是智力較差、沮喪。老化過程中樞神經系統功能退化，它主司認知功能、情緒，這些改變影響老年人的心理狀態。老化對個人心理及人際關係的影響隨人而異，且由諸多因素決定：個性、社會、文化因素、健康狀況、人生經驗、對抗逆境能力。大多數老人有退休、體力漸衰、家人親朋過世、離死神不遠等共同經驗。老年人的心理狀態與成年人一樣有個別差異。

老化與人際溝通

老人的溝通能力受諸多因素影響：重聽、失聰、憂鬱症、失智症等，使他們喪失自動自發與人溝通、交往的精神。八十二歲的馬丁太太，以前每星期上一次柔軟體操，這也是她的社交機會，她難以忍受獨居的生活。但自從一年半之前動過腸癌手術之後，心靈受到極大的震撼，甚至於皮肉之痛，從此覺得蒼老許多，身心比以往更脆弱，媳婦鼓勵她去參加每星期五下午的老人聚會以結識老伴，她還是猶豫不決。

2 老年人之脆弱性

人過中年，尤其邁入五十大關，偶而會有小病痛。年紀越大，罹患癌症、心血管疾病、糖尿病、風濕病的機率越高。

老年人的「脆弱」是老年醫學最近使用的概念。各色各樣的老年人口對醫藥需求不盡相同，可分爲兩類：第一類人口健康情況良好，身體功能極佳，參與社會活動，有社交生活。第二類人口健康欠佳，由於身體老化、週期性疾病，加上生活環境，身體功能受限，適應外界因素及預知、策劃未來能力減低。

脆弱可說介於正常生理老化與病態老化之間的一種狀態，其定義是無法適當地對付醫藥、心理或社會上的焦慮。在健康與生病、獨立生活與依賴他人、有經濟來源或無、有無親人家族之間的一種不平穩狀況。

適當方式可改善此種不穩狀態，但是外在一個小因素，例如一種小病或焦慮可能會觸發嚴重的疾病，喪失身體功能而無法單獨生活，或引起一連串的病症。大致說來，逾六十歲有一成至兩成處於此種狀態。年齡漸增，比率亦快速升高，逾八十五歲達到四成六。換句話說，這群耆老入院治療、進養老院及過世的風險超大。

八十年代「脆弱」的最初定義較簡單，它以生理爲出發點，針對無法單獨生活及身體功能受限，或者身體的儲存喪失。九十年代中期醫學觀點爲「脆弱症候群」下定義：容易疲倦、虛弱、厭食、脫水、消瘦、走路及站姿不穩、抵抗力差、身體功能失調但未引起疾病。

脆弱狀況的諸多因素

形成脆弱狀況的諸多因素如下：年齡、身體功能的儲存（les réserves physiologiques）降低，尤其逾八十五歲，缺乏運動導致肌肉萎縮、容易跌倒，飲食不當導致營養不良，遺傳因素、免疫系統因素，荷爾蒙變化導致骨質疏鬆，連帶一些智力退化、憂鬱症等病狀，服多種藥物，喪偶、獨居、無社交生活等外在環境因素，視覺、聽覺障礙無法正常糾正。

年紀大本身就是脆弱的標記：死亡率增高，入養老院、急診或短期入院比率提高。許多預測調查顯示八十五歲是脆弱的指標年紀。

失去身體功能自主性，日常生活主要活動評估（Activities of Daily Living, ADL）包括能否單獨清潔身體工作、穿衣、上廁所、步行、用餐、是否有尿失禁等。

另外一種日常生活重要活動工具評估（Instrumental Activities of Daily Living）包括是否會單獨使用電話、出外購物、準備餐食、烹飪食物、做家事、洗濯衣物、搭乘公共交通工具或計程車、服藥、管理使用錢財（開支票、支出預算，付房租、帳單等，去郵局或銀行換錢），上述活動若有一項無法獨立自主，可作爲易逝因素或前途不樂觀。

智能退化——智能退化是變成脆弱的重要因素。諸多研究證明，失智是死亡率超高及嚴重的無法獨立自主生活的因素，以「日常生活主要活動和日常生活重要活動工具評估」作爲失智的簡單測量工具，一項或多項的無能力可解釋無法執行日常生活的複雜活動，依統計數目與失智的診斷相關聯，隱含入院及進養老院的高風險。

憂鬱症——許多研究證明憂鬱症是脆弱的因素，例如短期入院的病人，住院期間若被診斷出罹患憂鬱症，則增加進入養老院、老年醫學科門診及短期內的死亡率風險。

營養不良——身體營養不良是脆弱的重要標記。入院或出院後缺乏蛋白質能量，是未來不佳的預測。最近體重減輕或未及理想標準，血漿的蛋白比率降低與營養不良有關。

服多種藥物——身體脆弱的老人尤其會承受藥物副作用之風險。一天服四種或四種以上藥物，或綜合治療措施，則會提高副作用的頻率。綜合治療措施通常是由於綜合病症，亦是治療嚴重狀況的間接反映。例如脫水、傳染病、心臟機能不全等是短期內致命的風險因素，其他像癌症、肺部或神經科疾病則是中期性。

視覺或聽覺感官障礙——某些研究強調感官障礙是造成無能力的負因素。我婆婆重聽，無法聽清楚外來資訊，大腦難以正常運作。輕度重聽時因公公不贊成，她沒馬上配戴助聽器，我們與她住不同城市，有什麼問題她都不說。公公過世後她才去配助聽器，雖然亡羊補牢猶未爲晚，但依「越早配戴越好」的原則，大腦可塑性的效率已降低。

缺乏運動及經常坐著——經常坐著及減少身體活動是脆弱的標記，且增加無能的機率。肌肉無力、走路不穩、容易跌倒、骨折。有心臟病或肺部疾病者較無法從事體力活動，也是引起無能的原因。經常坐著可測知病人的健康情況，它表明肌肉逐漸無力，亦是死亡的預測因素。

姿態不穩——雖然跌倒源自諸多因素，許多研究指出，站姿不穩的老人步行時較易跌倒；姿態不穩者害怕跌倒，且無法適當糾正不平衡狀況。一旦跌倒，他們經常需要復健。

缺乏社會、親情的支柱——這類老人的前途堪憂，容易限入無能狀態。親友散居各地，住在偏僻鄉間或在急診就醫時沒子女來探望，六個月內有致命的風險。

脆弱老年人門診

脆弱老年人門診和住院，通常是急診，最典型的症狀是：精神錯亂症候群、跌倒、尿失禁、久臥床、焦痂等。平均住院日數是二十四點八日，健康正常的老人則是十二點九日。前者會有病症複雜、在醫院感染其他疾病、併發其他症狀、身體重要功能失調、一蹶不振、過世等風險。在外科、內科、老人科住院的老人，若就醫不當，兩成五至六成的身體功能會變差。通常是不適當使用導尿管、鼻胃管或骨折，導致細菌感染和無法下床走動。脆弱症候群本身就是併發症預測風險的因素，更甚於疾病本身。

家庭醫生的重要任務

家庭醫生及老人科醫生應儘早診斷出脆弱老人，進而提供適當的協助及改善缺陷，必要時入院就醫避免一連串的併發症。家庭醫生的任務是其第一線的角色，是脆弱老人與專科醫生之間的溝通橋樑，我婆婆也是其家庭醫生替她安排可測驗記憶力診所一位神經內科醫生的門診時間。

多用心關懷長輩

歲月增添，我開始注重健康，閱讀醫學雜誌、書籍、醫生日報。先生是醫生方便提供資訊管道及講解。上書店時也會去醫學部門看書、購書。重視預防勝過治療。

我婆婆喜愛旅遊，我們幾次到國外旅行邀請她同行。我公公生前不愛出遠門，也不讓太太與她姊姊隨團旅行。公公於一九九七年九月過世，我想婆婆從此可做自己命運的主人，掌握時間，奇怪的是婆婆並不去旅行，我納悶問她原因，她笑而不答。

二〇〇二年暑假她搬來我們家附近居住。我建議她去看婦產科醫生（例行檢查），才引導出其尿失禁問題，嚴重至不敢去旅遊。老人家情感比較含蓄，羞於啓齒尿失禁之不便。婦產科醫生先開局部塗抹處方，效果不彰。手術後她十分雀躍行動自如能遠行。

法國五十歲至七十四歲婦女每兩年可免費做乳房攝影。婆婆過完八十歲生日後，我建議她去做幾年沒做的乳房攝影，結果發現原位乳癌，動完手術後做放射線治療，且需服五年的藥。

二〇〇七年春天我向婆婆說已經有幾年沒去看婦科，該去看一下。婆婆說她沒什麼不適，我說等到有病痛爲時已晚。她去了，結果被診斷出尿道感染。幸虧趁早治療，否則長期下來可能會導致腎炎、腎功能不足，更嚴重的將是敗血症。

我三不五時會關切婆婆睡眠習慣。老人睡眠時間縮短、不易入睡、易醒來。婆婆最近晚上須在床上輾轉一小時，一小時半才能入眠。外子提議可在床上看書，等到疲倦、撐不下去再入睡。她說字看不清楚，然幾個月前才去看眼科醫生檢查視力、換了新眼鏡。我陪她去眼鏡行，原來鏡片製造有問題，此情形罕見但有時會發生，他們免費提供一副新的老花眼鏡。她從此不必使用放大鏡閱讀，手腕不再痠痛。

老年人缺乏自動自發的精神，婆婆無法舒適閱讀，也不會想去尋求解決之道，抱著消極的認命態度。我問她爲何如此，她回答怕花錢再買眼鏡。若能改善生活品質的花費是値得的，況且那是眼鏡行的差錯。

我們做晚輩的若能時常關心老邁雙親的起居、飲食、健康狀況，在旁助一臂之力，當能讓他們度過一個有尊嚴的晚年。

3 走下坡症候群

不太想活，但沒眞正想自殺，或是一種嚴重的憂鬱症。「走下坡症候群」（le syndrome de glissement, going-off syndrome, decreased vitality, failure to thrive, unexplained decline）指的是一位具有諸多脆弱因素的病人，具有一些非特別的症狀。跌倒、尿失禁、精神錯亂症候群是最初警訊徵兆。

急性病或心理震盪後，身體重大功能失調

「走下坡症候群」是發生在老年人臨床的一覽表，因多重器官功能不足變得脆弱，而導致此種症候群。它是老人入院的動機，通常是入急診。它的誘因是急性病或是可追蹤的心理震盪。在一短暫的潛伏期之後，身體重大功能失調，引起快速惡化及精神沮喪。若不採取適當治療，幾天內就會死亡，最長約一個月。

此症候群於一九五六年首次於法國一篇醫學學士論文被下定義。目前它代表年紀極大的病患被診斷出，但似乎無法使用一般的治療方法，蓋無任何明顯的器官病變可解釋無可避免的身體快速衰弱。

目前有兩派理論，英美醫生使用範圍較廣泛。一位病人嚴重厭食導致體重減輕，身體功能失調，封閉自己不關懷社會，就被認爲罹患「走下坡症候群」。此理論概括癌症末期嚴重營養不良的病人，或多年失智導致骨瘦如柴，或慢性的心臟、呼吸衰竭重病。

法國的理論較仔細、有限制。包括身體功能衰退，括約肌功能失調導致尿失禁，糞便失禁，臥病，無口渴感，神經心理功能失調導致精神錯亂及憂鬱症。入院的老人百分之一至四有此症候群，無性別優勢。較早診斷、評估風險、採取有效醫療，是比率偏低原因。

養老院及老人門診科的醫生經常使用「走下坡症候群」，由於沒有明確的定義及診斷標準，一部分含有主觀意識，身體主要功能衰弱，無特殊疾病，但須入院。

聯想到「走下坡症候群」可採取兩種步驟：第一是檢查病人，第二是心理分析。檢查病人步驟爲診斷生理錯亂及推設身體惡化。至於與憂鬱症的關聯則爲入養老院或喪失親人，老人適應困難誘發像憂鬱症的退縮、退化。

誘發因素

「走下坡症候群」發生前二至四星期通常會有，例如小手術、可康復的傳染病，或因須離家入養老院改變環境而引起焦慮，或配偶、親人過世引起哀慟，像肺炎之急性病，心臟功能失調，須洗腎，在路上跌倒，車禍，導致殘障的疾病。

間隔期

間隔期指的是，最初疾病病況被控制、穩定下來，甚至痊癒、恢復健康所需的期限。體溫變得正常，手術後可通便，身體較不痛苦，可起床而沒低血壓等都是恢復健康的指標。

症狀

越來越嚴重的厭食症，無口渴感導致脫水現象，肌肉無力而無法走動，甚至拒絕離床，明顯的消瘦、肌肉萎縮。憂鬱症症狀，無動於衷、冷漠，拒絕接受治療，溝通困難、貧乏。心理不怎麼痛苦，無罪惡感及焦慮。病人對其前途漠不關心，但沒自殺意念。神智錯亂期間活動量降低、沉默不語、意志消沉、無時空感。晚上要安裝點滴時顯得浮躁不安。

進展情況

若在早期適當積極治療，四成病患將痊癒，兩成至三成會再發作。痊癒的現象是逐漸進食、喝飲料，能夠起身坐在床上，與親友及醫護人員交談。

預防病態老化

趁早診斷出老人脆弱性，避免身體功能快速衰退。由於一九五六年「走下坡症候群」首次於法國被定義，其開路先鋒草擬「脆弱性」概念。

預防策劃首先要注重營養及注意行爲方面。若發現病人蛋白—能量營養不良，就須開始追究病因，增加食物熱量及蛋白質。步行及運動以對抗肌肉無力。白內障開刀、老花眼配戴眼鏡、失聰戴助聽器，以改善視覺、聽覺感官缺陷。診斷智能惡化可服藥預防精神錯亂。避免看諸多科別的醫生服多種藥物，最好是有統一集中的老人科。

鼓勵老人從事社交活動，避免孤立無援，尋求情感支柱，尤其發生例如喪偶而產生生命習慣的大改變，進入養老院等重大事件。有急性病時，快速糾正水電解障礙（des troubles hydro-électrolytiques）、服止痛藥、讓病人快點起床走動，建立與醫療人員的信任關係等皆可防範「走下坡症候群」。

具脆弱性的老人已經不屬於健康老年的一群。站在第一線的家庭醫生，其預防角色可配合老人家屬所提供的資訊參與，避免造成無法挽回的情況。延誤診斷則後果不佳。

4 大腦的正常老化、病態老化

與身體其他器官相比，大腦是個神祕、獨特的例子，蓋其大部分的神經元是無法分裂及再生的細胞。但在一個人的生命中，神經元以線路和網狀系統呈現，包括每個人的記憶、經驗，其特點是極大的可塑性。核體、線路不同的結構錯綜交叉，老化過程中其脆弱性亦不相同。我們可假設身體老化使大腦神經元退化性的改變，認知功能因而惡化。

時間的巨輪無情地向前推動，歲月催人老，大腦亦無聲無息、不知不覺地開始老化。正常老化的情況下，雖然連結與突觸的消失，但突觸的再生及連結體的擴大之補償現象，大體上網狀系統可相通，大腦的可塑性還是有可能。最近數年有一些質疑大腦老化神經元大量死亡的理論，很可能大多數人類臨終時神經元數目還相當完整呢！

與此相反的是大腦病態老化像阿茲海默症，神經元通常大量消失死亡是其關鍵，它符合臨床上的症狀，神經纖維退化和老年斑塊爲其特色。但有些老人的大腦有這兩種現象卻無失智症。主要的困難在如何劃分正常與病態老化的疆界。大腦核磁共振造影掃描（MRI）讓我們了解，阿茲海默症不單純是生理加速老化，而是老化本身形成的高風險促發病態的進展。

大體而言，神經元的可塑性會隨年齡而遞減，很可能活到一百一十歲而崩潰。這讓我們推想大腦形態學的門檻，神經元與連結的數目，退化過程容易跨越此門檻。橫越此門檻則啓動阿茲海默症臨床症狀的出現。研究九十歲和百歲人瑞的大腦等極端老化的範例，是了解正常老化與病態老化界線的重要鎖匙。

百歲人瑞的認知能力

越來越多人活到百歲，在先進國家甚至一百零五、一百零六、一百零七歲，法國目前一萬人口約有一位百歲人瑞。他們似乎戰勝病魔或蒙天生良好基因之福免於得病。

認知能力正常老化的現象是注意力、感官功能、記憶力及應付能力的削弱。大多數的百歲人瑞這些能力有某種程度的惡化，雖然年歲越大阿茲海默症的罹患風險相對提高，但他們尚未達到此病症臨床的標準。雖然在這方面的研究不多，法國一百二十二歲過世的冉妮．卡蒙（Jeanne Calment），一百一十八歲六個月期間受測過，她雖然這麼一大把年紀，但仍具有學習能力。就阿茲海默症臨床或神經病理學的準則來診斷，活到百歲不是件易事。就拿年逾八十五歲的人口為例，百分之十六很可能被診斷出阿茲海默症，但以神經病理學的研究標準則是百分之三十二。

老年人大腦的重量與體積皆減輕，皮質輕度萎縮程度，不能與阿茲海默症的狀況相提並論。沒神經退化性疾病的話，就無神經元大量死亡，加上相當大的個別差異，神經元的消失還不致損害認知功能。

在老化過程，像顳葉下腦皮層（cortex entorhinal）和海馬迴特別脆弱的地區，會產生樹突分枝和突觸的再組織。大腦的可塑性九十歲之後大幅縮減，我們可假設若活得過久，突觸的生理退化、消失將在一百三十歲左右達到失智的門檻，那眞的是正常老化至極端而導致老年性失智，並非阿茲海默症的病理。

百歲人瑞的大腦

事實上不是那麼簡單。根據研究，七成至十成的百歲人瑞皆有諸如B澱粉樣蛋白和老年樣斑塊的大腦損害，以此類推，通常難以區別罹患阿茲海默症的百歲人瑞和無此症狀者。反之，若無臨床失智症狀的百歲人瑞，其顳葉下腦皮層和海馬迴祇有些許的神經纖維纏結退化伴隨斑塊。僅有少數的百歲人瑞大腦似乎沒什麼損害。

若罹患阿茲海默症，通常其顳葉下腦皮層和海馬迴有大量的神經纖維纏結，且伴隨新皮質不同程度的損害。有些專家假定年紀大對神經纖維纏結的退化形成和突觸消失，具有某種程度的生理耐量，但若有B澱粉樣蛋白大量沉澱的加速因素，此生理耐量則被超越。

年逾一百歲，若無嚴重的因素，神經纖維纏結退化的形成和其他神經病理跡象，並不因歲數極大而加速。但通常極大歲數者，大腦白質有局部缺氧損害、血管病變的澱粉樣（l'angiopathie amyloïde）及缺髓磷酯現象（la démyélinisation）等諸類損害，皆會重大影響認知功能。

大腦影像偵測海馬迴體積

新科技發展出大腦影像偵測方式，許多實驗試著偵測海馬迴和顳葉下腦皮層這兩個脆弱結構早期體積的變化，以印證逐漸發展出阿茲海默症的臨床症狀。受測對象是輕度認知障礙者，或一群定期接受研究生理老化與阿茲海默症風險因素的老人。

初期磁振造影掃描的研究成果，顯示出有阿茲海默症的臨床症狀者顳葉中間地區（lobe temporal médian）嚴重萎縮，每年約縮小百分之十五，患者過世後診斷亦被確定。而另外一群受測者每年才萎縮百分之一點五，相差十倍。輕度認知障礙的老年人之海馬迴體積已開始縮減，此意味將發展成阿茲海默症的風險因素。

以後陸續的偵測研究皆證實，海馬迴體積縮減可預測未來幾年後記憶力評估的改變，或有阿茲海默症的初期症狀。海馬迴萎縮的程度似乎可用來區分與年齡有關的記憶障礙和阿茲海默症的臨床症狀。顳葉下腦皮層體積之改變亦有類似海馬迴體積變化的區別力。後來的多數研究皆證實此論據。此外有關大腦新陳代謝的研究亦顯示，阿茲海默症初期患者皮質某些地區尤其在扣帶皮質（le cortex cingulaire antérieur）活動減少。然而在某些腦力測驗，阿茲海默症初期患者與同齡的

阿茲海默症大腦損害部位

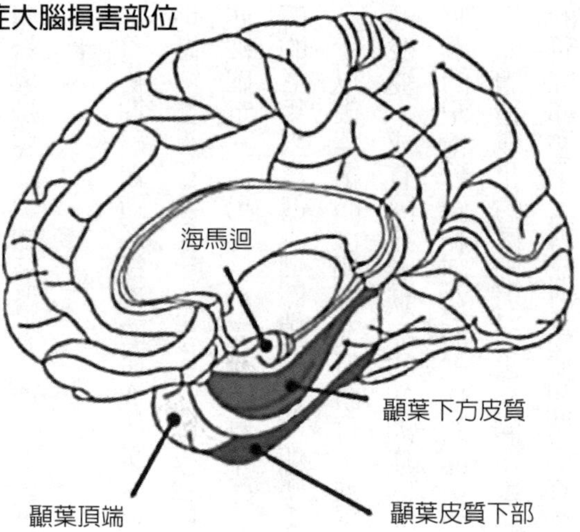

受測者相較，前者運用皮質其他地區以補償受損地區相對的不活動。分析這些資料不是件易事。

大致而言，大腦影像提供的功能研讀使認知障礙明顯化，神經病理引起的錯亂進展亦可彰顯於影像中。最近幾年的挑戰將是使技術更精確，以早期偵測出阿茲海默症。

令人比較樂觀的是，正常老人大腦影像功能研讀顯示，進行某種記憶評估時，大腦定量地多樣活動，尤其是左右腦與前額葉地區的啓動比年輕成年人更可觀，此意味有再組織與可塑性的現象。皮層灰質的體積不因年齡增長而在各腦葉同時萎縮。

5 老年人的智能：先天與後天平分秋色

一個人的智能遺傳與環境的影響孰重？一直是科學家、社會學者、哲學家爭議不斷的課題。

人們假設隨著歲月流逝，生活經驗會在學習與運用知識越來越佔舉足輕重的地位。一項研究八十幾歲與九十幾歲雙胞胎的結果顯示與此相反，遺傳與環境的影響比率各佔百分之五十，持續呈平穩直到老年。

評估老年人生活品質的主要因素即其認知功能，換句話說學習新知且加以應用。

人們下意識會設定教育程度、社經地位、飲食習慣、居住地點、職業、疾病、焦慮等環境因素，在生命過程中會越來越影響智能，遺傳因素則隨著遞減。

幾項有關雙胞胎及收養兒童的研究指出，一般智能在一個人的舉止行爲、個性最受遺傳影響，從嬰兒（百分之二十）到兒童（百分之四十），及至成年（百分之六十）。

美國國家研究老年機構（National Institut on Aging）二十世紀末期研究證實，遺傳與環境的影響平分秋色呈平穩一直到生命末期。一群美國、英國、瑞典研究員在倫敦一家精神科學院，針對瑞典八十幾歲左右的耄老雙胞胎進行大規模的調查與分析。研究員選擇了一百一十對瑞典的同卵雙胞胎（monozygotes, 眞雙胞胎）及一百三十對異卵雙胞胎（假雙胞胎），他們皆是同性，年齡逾八十（四分之三介於八十歲至八十四歲，百分之二十二介於八十五歲至八十九歲，百分之四逾九十歲）。他們皆有能力接受智力測驗，回答七組空間、語言及記憶智能評估。

比較同卵與異卵雙胞胎，研究員試著了解遺傳在老年期的認知能力所扮演的角色。

他們認爲一般智能遺傳特色佔百分之六十二，與年輕成年人的比率大致相同。至於特殊智能，遺傳因素繼續呈現高比率：語言能力佔百分之五十五，空間能力佔百分之三十二，處理資訊速度佔百分之六十二，記憶力佔百分之五十二。

然而研究員觀察到，評估結果亦顯示環境的重大影響。一般智能佔百分之四十，特殊智能比率則更高。環境的影響指的尤其是個人的特殊經驗（例如雙胞胎沒分享的環境因素），它決定年紀大時智能的個別差異，年輕成年人亦如此。

研究一群瑞典年老者，凸顯出對於逾八十高齡者而言，年歲過程環境的影響無法抹殺遺傳基因在智能的重要角色，這是此項測驗的成果。它開闢辨別何種基因在認知功能中的特殊差異之門路。

疾病

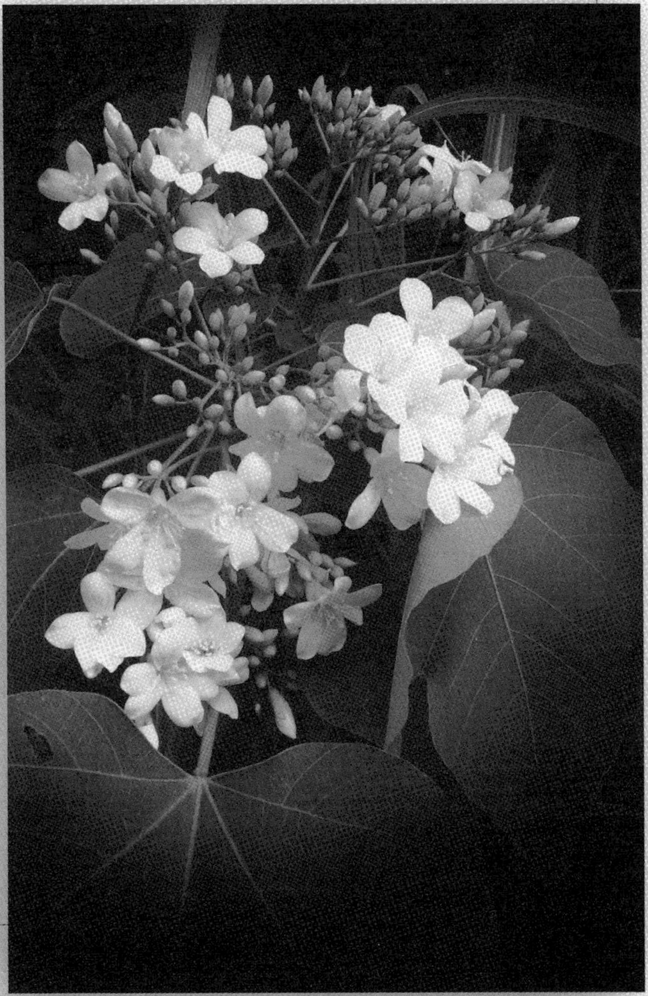

1 壽命延長，老年失智症風險相對提高

二〇〇六年九月二十一日是阿茲海默症世界日，法國阿茲海默症協會發起一項打破關於此病之緘默及不讓病患家族孤立的資訊提供活動，「面對此病勿孤獨無助」是此一特別日的主題。

法國目前有八十九萬名患者（眞正數目會更多），每年新增十萬名病患，預估二〇二〇年將會有一百四十萬名病患。目前約有三百萬名法國人多多少少與此病相關聯：包括病患本身、其親人或協助者。「法國阿茲海默症協會」成立逾二十四年之久，其目的是幫助逐漸喪失生活指標及智力的病患和束手無策的家庭。

失智症的風險隨年齡增長而升高

全世界逾兩千五百萬名老年失智症患者，此病症是神經元退化病理學中最常

見的。法國患者七成是女性，四分之三年逾八十歲。三萬兩千名病患未滿六十五歲，一千名未滿五十歲。八十歲以上的罹患率是百分之二十五，八十五歲之後的老年失智症九成五是阿茲海默症。六十五歲是百分之五，六十五歲至七十五歲的智力退化三分之一是阿茲海默症。逾九十歲的罹患率是百分之五十（包括病因不明的智力退化），近六成多的百歲人瑞皆有某種程度的失智，腦血管病變爲主因。縱使不是得了老年失智症，但大多數皆有智力障礙。

專家估計只有半數病患被診斷出。眾多病患由於初期症狀而未被診斷。在法國從初期症狀至被診斷出，平均期限是兩年，德國是十個月，義大利十四個月，歐洲國家平均是二十個月。法國二〇四〇年將會有兩百二十萬名病患。此龐大數字並非罹患率增高，而是因逐年壽命延長及症狀較早被診斷出。

全世界平均壽命不斷延長

法國女性的平均壽命是八十四歲，男性是七十六歲。四十年期間壽命增加十歲。每一年增加三個月的壽命。千禧年出生的女嬰五成將成爲百歲人瑞。日本女性的平均壽命是八十五歲，是世界上最長壽的，自近一百六十四年以來，其增長率是每年三個月的歲數。一八四〇年的世界紀錄是瑞典女性，平均壽命約四十五歲多。

一九五○年之前，壽命延長主因是嬰孩的死亡率大幅滑落。二十世紀後半葉，六十五歲以後多活的歲數增長人口的平均壽命。世界人口的平均壽命在兩世紀之內加倍，從二十五歲增至男性六十五歲，女性七十歲。壽命延長大量改善人們的生活品質。它亦促進經濟產品及人口的快速成長，老年人口隨之膨脹、爆發。

壽命延長的現象沒有緩和的趨勢，死亡率退縮是衛生條件改觀、收入增加、教育普及提高、注重營養、醫藥發達等因素互相影響的綜合後果。此多種因素組合視年齡、時代、出生年、居住地及健康狀況而產生個別差異。

一九五○年法國有兩百位百歲人瑞，二○○六年則逾兩萬名。壽命延長亦使得百歲人瑞逐漸增加。一世紀之內，大多數法國人多活二十年。女性活到九十歲算是平常，年紀較大則撐到一百一十二歲。二十世紀末期，冉妮·卡蒙以一百二十二歲高齡於一九九七年往生是個特例。法國當今有十二名年逾一百一十歲的人瑞。

直至最近幾年，科學家認爲每個人的生命期限受到基因的影響、限制，就像每個人的內在生理時鐘決定其歲數。但從此基因研究專家證明，存活確實靠基因因素，但大部分亦受到環境的影響，「達到某種年齡之後，若免除老年人的焦慮因素，他們可延年益壽。」一位人口研究專家如是說。

從身體最強壯的七歲至九十五歲，人類漸漸老化：失去生活中應付困難的能力，死亡率跟隨年紀曲線而提高。到某一歲數，死亡率達最高限度。九十五歲至一百零七歲，死亡率慢慢升高，然後持續呈平穩。

一百零七歲，生理老化已至極點，死神會隨時降臨。若保護侵略性因素之侵襲：冷、熱、細菌，某些人瑞還可繼續活幾年。他們在養老院或家裡足不出戶，故不太暴露於侵略性因素。「無危險的環境」會越來越普遍。日本的建築商策劃試驗性的前衛建屋，內部有防塵的油漆牆，調適光線與溫度的玻璃窗，抗菌的窗簾，搖控器與機器人解決問題讓日常生活更方便、輕鬆。未來，此類建築讓有能力住得起的耄耋更長壽。反之，若人們讓九十五歲的老人處於往昔的生活環境，他們將快速滅亡，法國二〇〇三年溽暑，無數老人難耐高溫而過世就是例子。

若此人類可活得更久，但不一定健康。雖然近三成的百歲人瑞大腦還算正常、身體還可以。很多健康極差，但其家人總試著讓他們活著。每天有越來越多的百歲人瑞就這樣存活下來。

法國的百歲人瑞冠軍

法國目前的百歲人瑞冠軍一百一十二歲。她度過三個世紀，經歷過火車行駛，幾乎每家皆有一車，電燈點亮城鄉，戰爭摧毀鄉鎮。十八歲時未婚夫死於一九一四年的戰場。她不畏生死堅強度過人生，「往好處著想」這種心平氣和是其長壽處方。

八十五歲時她以爲將踏上黃泉路。每次過生日似乎是最後一次，「可能明年見！」她向來訪者道出。十年之間，她一直以爲快要往生，因其八個弟妹皆相繼過世。她是家中老大，來自坎城一個資產階級家庭，生性愛指揮命令、慷慨，除了父親外，她愛管家人。一些外甥或姪兒、姪女已經過世，她直喊不公平，反抗命運：「老天忘了我？它一定忽略我在末頁的名字而翻開次頁。」

一百歲時，她懶得每年說再見，於是陷入另一種生活方式，一成不變的慢步調生活，無大起大落，不提出什麼問題，從未意識到她邁向高齡極限的特例。

當今，人們詢問其長壽祕訣。喝紅葡萄酒？節慶日抽根菸？睡眠佳？極少服藥？避免日曬？科學家也不太曉得。其親人家族比較喜歡相信是他們對她照顧得無微不至，才會活得這麼久。從七十七歲起，這位人瑞就足不出戶。弱視限制其行動，以前摔斷髖骨關節，醫生認爲如此一大把年紀不須復健。她從此無法步行，一年復一年，人們來看顧她。朋友常常來唸書給她聽。一位女鄰居照料她就像自己的女兒那樣盡心盡力。外甥及姪兒則常來探望，且管理其錢財，讓她的居家能順利運轉。

就這樣一成不變地過日子，害怕被送去養老院，不願離開三十年的熟悉環境。「若把她安置在養老院，不到一星期就會凋零。」其護士如此肯定。她就這樣過一天算一天。

老境淒涼，憂鬱老年？

雖然人類越來越長壽，但年紀越大，罹患老年失智症、帕金森氏症、糖尿病、癌症、腦中風等的機率也越高。最後數年常無法自理生活起居，須靠他人照顧或入養老院度過餘生。當今除了少數天生體質極佳、有良好的遺傳基因，多數老人人生最後幾年既不太自由亦不太快樂，甚至無法有意識地活著，對社會造成財力負擔。我認識一位八十三歲的老太太，自從十一年前丈夫過世後，覺得一個人活著沒意思，常感生活無聊。鄰居九十二歲的父親，半年前對整理花園、院子提不起興趣，白天常昏睡，對周遭的事關心遞減。

久病厭世，老年人的自殺率高。針對老年人無法獨立生活引起社會、醫療、經濟問題，有兩種相反的回應方式。

第一種方式建議提倡安樂死，讓病患及家屬明白爲了減輕不必要的痛苦，無其他的解決辦法，建議醫生讓無痊癒希望的病人安樂死是其任務。北歐一些國家已採取類似的方針，包括在加護病房不收留逾七十歲的病患。

第二種大部分醫生皆採取的回應方式，積極發展預防失去獨立自主生活能力，讓每一年齡階層皆受惠於醫學治療。面對越來越嚴重的人口老化現象，讓政治人物尋求整體解決問題之道，而不是只照應年輕人，讓老人問題自生自滅。

第二種方式加強榮耀醫生盡塵世最後的拯救角色，協助容易洩氣的病患在最後關頭對抗逆境，保持人性尊重，伴隨至生命盡頭。

一些成功老化的例子

亨利・圖亞

二〇〇七年三月以九十五歲高齡辭世的俄裔法國作家亨利・圖亞（Henri Troyat, 1911-2007），是位多產作家。由於一九一七年俄國革命，九歲時與家人顛沛流離從東歐輾轉到巴黎。幾乎長達一世紀的生命，出版了一百部作品，其中包括六十本小說，三十本俄國沙皇、作家和法國十九世紀作家的傳記，兩齣劇本，幾本遊記。一九五九年當選爲法蘭西學院院士，進入法國最高榮耀的文學殿堂。根據一九九四年的一項民意測驗，他是法國人最喜愛的作者。以每年書寫一兩本的速度，創作不輟至生命盡頭。作品獲得多項榮譽。

我個人就擁有二十二本他的書：十五本俄國沙皇、作家傳記，五本法國十九世紀作家傳記，一本他的自傳，一本小說式的青少年自傳。他用字淺顯，讓讀者產生閱讀愉悅感。二〇〇八年夏天我與外子到俄國做深度之旅，聖彼得堡的法語導遊是位俄國太太，她說通曉法語的俄國人皆知道亨利．圖亞這位法國作家。

布利斯．席瑞尼克

法國最著名的人類行爲研究專家，神經、精神科醫生布利斯．席瑞尼克（Boris Cyrulnik，生於一九三七年），把「回彈」（la résilience）理論普遍化：精神受到強烈的震撼後，每個人皆可拒絕向不幸妥協。例如把深痛轉變成藝術志向，此革命性概念推翻決定論和宿命論，他撰寫五本關於此理論的書。他於二〇〇九年三月出版的《我記得……》一書裡，透露個人的悲劇。一九四二年德軍進入波爾多，他的父親被逮捕送到集中營，次年輪到他母親（他們是從波蘭移民到法國的猶太人）。小布利斯被一位太太收容，但於一九四四年一月被人揭發。一大群小孩被集中在猶太教堂等待被遣送，六歲半聰明伶俐的他領悟情況，潛逃到洗手間，攀附在廁所天花板上，逃過被逮捕的死亡命運。

許久以來，他否認這段痛苦的人生經驗，他試著往前看。「尤其永遠不要向後轉，因它意味著戰爭、死亡、恐怖。」這是他的防衛機制，毫無選擇餘地。「否認」使他保護自己，不成爲過去的俘虜。第二次大戰之後至一九八五年期間，他把這段劇痛的人生經驗深埋心底，因無人會相信他的故事。一九八五年法國的文化環境改變，他終於可以透過第三者書寫心中苦楚。

戰後他讀到聖經的插圖故事，其中羅特的故事深深吸引他。上帝對羅特說：「趕快逃走，這攸關你的生命。不要回頭，尤其不要看正在燃燒的蘇登城（Sodome），否則你將變成鹽巴像。」八歲的他了解戰爭爲他帶來大災難，若非展望前途，築夢，採取行動，否則無法活下去。這是他的存活政策，就像啓動「回彈」程序的那些人一樣。他設想有朝一日能夠成爲精神科醫生，就不再是「稻草人」（他寫了《稻草人的自傳》一書，影射生命中心靈、肉體受到重大創傷者，欲振乏力、無魂有體像稻草人），那麼他就可了解一切。爲了實現這個夢想他才走出陰霾。若無此心理大震撼，他將從事和父親一樣的職業：高級木器工人，其成爲精神科醫生是有緣由的。

成爲暢銷書作家、媒體常客的席瑞尼克醫生已不再看診。他是薩科齊總統促使，成立於二〇〇七年八月底「法國經濟成長委員會」的四十三名會員之一；士倫（Toulon）大學「眷戀門診教學」（enseignement de la clinique d'attachement）主席；國際回彈觀望台主席，常受邀到國外演講、觀察。

伯娜特．古魯德

八十九歲的女作家、女權主義者伯娜特．古魯德（Benoîte Groult），耳聰目明，媒體訪問時對答如流，看不出歲月的痕跡。一九二〇年一月生於巴黎，母親經營一家時尚服裝店，父親是室內設計師，家中常接待文人雅士及藝術家。當時女性很少接受高等教育，由於家境優渥，加上勤奮好學，她獲得古典文學學士學位及實用英文文憑。母親只期望她找到一位好丈夫。當時女性無投票權，亦無法在銀行開戶，更遑論服用避孕藥。

她結婚三次，墮胎多次。初婚三個月後丈夫因肺結核過世。第二任丈夫是電台記者同事，大男人主義者，以職業和男伴爲生活重心，不關愛妻子；她盡量順從，配合丈夫。但丈夫在熟人面前賞她一記大耳光，令其萌生離開他的決心，他則從未想過小妻子有朝一日竟敢攜兩女離家出走。本身是記者兼作家的第三任丈夫，鼓勵她寫作，不過她從小母親即要求其培養寫日記的好習慣。

她教過書，當過電台記者。一九七〇年代婦運興起之前，她過著傳統女性生活，生養女兒和適應丈夫的嗜好。將近五十歲時女權主義意識慢慢覺醒，她參與婦女集會，是婦運大將。一九七五年出版《成爲自己》（Ainsi soit-elle），其中一章揭發非洲及阿拉伯國家，蹂躪女性、不人道的陰蒂割除。這是繼一九四九年西蒙·波娃的《第二性》之後，一本大論戰、深刻影響女性思想的書，質疑女性的傳統身分。一九七八年創辦女性雜誌；一九八二年以來擔任 Fémina 獎評審委員；一九八四年至一九八六年主持「職業、級別、職位名稱女性化的專門辭彙委員會」。除了寫作外，其至愛出海釣魚（每年去愛爾蘭海邊別墅）和蒔花植草。這是她體力充沛的原因。

她並非極端主義者，不主張男女對立，而是男女平等。認爲每位女性皆有女權意識，只是她們不知曉而已。她本身就是一例，不斷捍衛女性選擇其生活之自由。當今則請願當個人活得沒尊嚴時，有權選擇死亡時刻。她哀嘆和憤慨現代社會瀰漫著崇尙年輕主義，絕望老年人不被社會重視。雖然人們說老化使人變得明智，其實是屈服。她不接受老人在社會沒地位，被稱爲「祖母」，言明「我還是位女士！」

其一生和著作，使她成爲二十世紀男女關係重大改變的獨特見證人。邁入中年之後才覺醒、參與的女權主義，是了解其人生行程和個性特質的關鍵。二〇〇八年九月出版的自傳《我的逃避》（Mon évasion），即言明要營造生活，就須逃避，打破傳統、教條、習性、道德意識。到處皆有藩籬，她當今須爭取老年女性的地位。筆觸詼諧、眞摯。她覺得內在變得很年輕，但與外表不搭配。「早上醒來覺得年輕，精力充沛；外出時步履輕快，驟然在一家商店的鏡子前自我感到驚訝——冬季早晨淡白的光線——像一記當頭棒喝，那是我？不可能！一定是錯誤！」拉皮可更改這項錯誤。整容令她年輕十五歲，何樂而不爲呢！她坦言一九四五年在巴黎愛上一位美國空軍飛行員之熱情。「雖然很少有共同點，但曾經轟轟烈烈愛過，我們一生皆保持聯絡，也再度見面。這是我的夢境。」

從走過傳統到女權主義解放自己，多麼崎嶇、驚險、璀璨、豐富無悔的生命樂章！

2 致病因素

歲月催人老，人類的生命器官面對環境承受多種讓大腦老化的風險因素。阿茲海默症受到個人先天體質和後天環境影響，到目前有許多因素被認爲是誘因，例如年齡，腦震盪、腦損傷，荷爾蒙因素，細胞氧化、發炎現象，腦血管病變、阻塞，得過精神病、憂鬱症，教育程度、社經地位低落等。合併諸多風險因素，可能某些人在大腦病態老化時，無法應付、顯得特別脆弱，因而發病。

年紀

年歲增添是罹患阿茲海默症的重要風險因素，而不需考慮家人是否有同樣病症。世界人口老化提高罹患此病的或然率，歐洲諸國逾八十歲者罹患率介於百分之二十五至三十。根據一項研究，六十五歲起至九十幾歲每年暴增新的病例。我們可以想像未來數十年隨著壽命延長，阿茲海默症將像流行病一樣氾濫成災。

先天遺傳與環境的交互影響

同一家庭成員，居住在不同環境，會有不同的罹患機率。同一種族人口到不同國家生活，例如日本人到美國，過著西方的生活方式，於是一種理論認為某種生活型態將構成高風險因素。美國是個種族大熔爐，在那兒居住的美國白人、亞洲人、拉丁美洲人、黑人、歐洲人會有相異的得病機率。專家們假設基因、環境和文化因素交互影響。

根據美國二〇〇八年「神經科檔案」（Archives of Neurology），一項在西雅圖展開的阿茲海默症基因研究，結果令人沮喪。雙親皆罹患此症者，其得病或然率異常高。

兩百九十七位研究對象來自一百一十個雙親皆患此病的家庭。將近四分之一（百分之二十二點六）有腦神經退化現象，比一般人口百分之六至百分之十三的比率還高。前者得病平均年齡約六十六歲三個月。年紀越大得病機率相對提高，逾六十歲為百分之三十一，逾七十歲提昇至百分之四十一點八。

若家庭中其他成員或家族親戚有此病歷，會如何呢？調查研究員的否定回答讓人安心。反之，若不幸罹患此病，年齡會提早。當雙親皆得病，家族史無此病歷，發病年齡平均爲七十二歲。若再加上一位祖父或祖母，發病年齡降至六十歲。除了父母外，若祖父母其中一位加上外公、外婆其中一位，發病年齡爲五十七歲。基因遺傳令人深思。

腦損傷

一些研究顯示，腦震盪未超過十年，家族基因遺傳，加上腦損傷時有昏迷現象，上述因素聯結起來大幅提高罹患阿茲海默症風險。單是大腦受到外傷也會有風險。一項流行病學研究指出，阿茲海默症風險視腦損傷嚴重性而影響及家族因素。另外一項針對參與第一次世界大戰的老兵，調查分析是否有過腦受傷、程度如何，結果證實早期腦部遭到嚴重的撞擊，數十年之後會導致阿茲海默症或其他失智症的風險。

腦受過傷的病人，其大腦組織被觀察出有B縮氨酸類（ß-peptide）沉澱，加上年紀大加強風險因素的交互作用。一般而言，我們可假設腦震盪後會產生很多現象：細胞組織變質、氧化壓、B澱粉樣蛋白（protéine ß-amyloïde）聚集等現象，而載酯蛋白E（apolipoprotéine E）內的 E4 更加速負作用、累積效應。

吸菸

八十年代之前，抽菸象徵男人性格、男性的魅力，代表自由、獨立。一些影片中的男主角幾乎菸不離嘴，讓我印象深刻。逐漸地，醫學研究、調查顯露，除了快感外，香菸對身體有害無益。事實上，癮君子一點也不自由，更遑論獨立。

眾人皆知吸菸對身體有害，長期下來是致癌因素，除了爲人熟悉的肺癌外，亦會增加得膀胱癌、胃癌、食道癌、口腔癌、胰腺癌、心血管疾病等風險。我的燙髮師五十四歲的香黛爾已有三十五年的菸齡，兩年前因小腿靜脈阻塞，在醫生的建議下才下定決心戒菸。雖然以前一天抽十至十二根菸，但符合菸毒專家的說詞：縱使每天只抽兩三根菸而已（別認爲這是少量），菸齡越長，菸害則越大。

許多研究顯示，抽菸族比較會成爲阿茲海默症的風險族群。解釋原因是尼古丁會刺激皮質突觸膽素激導性（les synapses corticales cholinergiques）的尼古丁受體（les récepteurs nicotiniques）。尼古丁受體會隨年齡而減少，但吸菸者似乎數量較高。刺激尼古丁受體會對B澱粉樣蛋白新陳代謝產生影響。最近研究披露尼古丁對大腦的可塑性，尤其是記憶力有負作用，加速認知功能老化。專家們認爲抽菸會導致心血管、腦血管疾病而增高失智症風險。

(A)抽菸與中年記憶力退化有關，停菸不分年齡

法國INSERM研究團隊於二〇〇八年春天，在*Archives of Internal Medicine*發表「抽菸與智能退化風險之關聯」研究結果，其觀察顯示中年的記憶力退化與失智症的高風險有關。研究員強調盡早戒菸之益處。

抽菸習慣意味智能退化與失智症風險，主要是血管疾病。研究老年人抽菸習慣及思考、學習、記憶力等認知功能之關聯，難以實現，原因是抽菸者壽命不長或失去聯絡。不過就一般人口而言，中年時的認知功能退化是晚年失智症的前兆，甚至加速失智症。

五千三百八十八位研究對象於一九九七年至一九九九年期間，接受記憶力、推理能力、字彙及語言流暢測驗。五年之後，四千六百五十九位再度受測。結果顯示，抽菸者於往後十七年期間死亡或然率增加，尚存活者則無法參與智能測驗。初次測驗時，與不抽菸者相較之下，抽菸者被歸類到智能測驗成績較差的可能性增高。

(B)戒菸之好處

反之，與字彙貧乏、語言不甚流暢的抽菸者相形之下，戒菸者風險降低百分之三十。研究證實，受測期間戒菸者也採取較健康的生活型態：酒量較少，較常運動，較常吃青菜與水果。

法國這項研究歸納出四個要點：（一）中年時抽菸與記憶力變差、推理能力退化有關，（二）戒菸多年者智能退化可能性減低，（三）成年人戒菸通常會改善其他的健康態度，（四）由於抽菸者過世及其測驗結果較差，香菸與智能的關係可能被低估。

荷爾蒙因素

性荷爾蒙、甲狀腺荷爾蒙、成長荷爾蒙等的分泌視年齡而定，老化改變荷爾蒙的分泌數量。最明顯的例子是更年期的女性荷爾蒙減少、停經。男性的更年期則不同，四十五歲至七十歲的男性，約百分之五至十有更年期症狀：疲倦、時常有沮喪感、無法恢復體力的睡眠、性障礙、記憶障礙、排尿困難、體型改變（變胖、性器官產生變化）。

雄激素和雌激素一樣，有保護大腦神經元的作用。

壓力

面對壓力時，我們體內會產生壓力荷爾蒙腎上腺素，它的大量分泌影響大腦海馬迴記憶路線的可塑性，對神經元的存活及樹突的延伸短枝有負作用，進而反應到記憶力及認知功能。我們知道老年人對外在環境適應能力降低，對內在的生理變化較難恢復正常狀態。依照其個性、人生經驗，每個人對抗壓力有不同的防禦機制。

皮質醇（le cortisol, 腎上腺所分泌的壓力荷爾蒙）隨著年歲增長而提高，它是增加大腦病態老化風險的其中因素。

大腦與自由基

大腦需要大量氧氣才能正常運作。老化搞亂了腦部的抗氧化防衛系統，過度氧化的負離子加速神經元的退化。DNA的突變會增加癌症的併發率。自由基是腦部新陳代謝產生的副產品，神經元因自由基的侵襲而損傷。

我們身體具有許多預防、抗氧化物，主要是某些酶，例如超氧化歧化酶

（superoxyde-dismutases, SOD）、過氧化氫酶（les catalases），及從食物中攝取的維他命A、C、E。但隨著老化或疾病，這些防禦機制顯然不足。

高血壓與膽固醇

法國南部地中海盆地的人口被證實壽命較長，主因是地中海式的飲食。「地中海式的飲食」包括橄欖油、多魚、少肉、青菜、水果、適量的紅酒等抗氧化的食物，有預防、保護心血管、腦血管疾病的作用。至今已確認高血壓、高膽固醇，會提高罹患血管性失智症及阿茲海默症的風險，且將加速惡化阿茲海默症的症狀。

年過五十大關，最好做一次體檢。若有問題，則一年驗一次血。我每年去看婦產科醫生做定期檢查之前皆驗血。若醫生發現你的血壓過高，除了服藥外，最好在家裡備有量血壓器，時常量血壓。

早期就有膽固醇過高狀況，會在腦部留下B澱粉樣蛋白，增加B縮氨酸類。血壓過高，加上老化會產生較多的澱粉樣斑塊和神經纏結。但不一定達到阿茲海默症的門檻。

阿茲海默症患者六成至九成有腦血管病變損害，比一般人口比率還要高，雖然我們知道年紀越大腦血管病變傷害相對提高。

膽固醇的新陳代謝在大腦退化過程扮演重要角色，早期預防心血管疾病是當務之急。

得過憂鬱症

得憂鬱症時，患者注意力無法集中，對什麼事皆不感興趣，做事不起勁，思想悲觀，有睡眠障礙。許多研究顯示，阿茲海默症患者常會有憂鬱症症狀。根據大型追蹤評估結果，未來會發展阿茲海默症的患者，比一般人口較常得憂鬱症。而教育程度較高的老年人，其沮喪、憂鬱情緒比較會發展成阿茲海默症。

教育程度與社經地位

(A) 修女研究

一九九六年發表的美國著名「修女研究」（The Nun Study），常被援引爲年輕教育程度較高者，可保護、降低老年罹患阿茲海默症風險。神經科醫生大衛·史諾當（David. Snowdon）於一九八六年主導這項研究，對象是六百七十八位、年齡爲七十五歲至一百零二歲（平均年齡爲八十三歲）的修女。她們接受一年一次的神經科檢查，且同意過世後捐獻大腦做爲研究。其中九十七位參加語言能力測驗。

所有的修女在宣誓入會之前，須撰寫其生平簡歷（包括教育程度與家庭社經地位），這些自傳被保留在修道院檔案。事隔六十年，九十七位修女做過認知評估。她們當初的自傳也依照表達語言能力的兩種方式被分析：思想緊密與文法結構複雜。

思路簡單、造句貧乏的修女，六十年後的認知測驗結果成績最差。十四位修女去世，其中五位有典型的阿茲海默症腦部損害，她們亦是自傳分析成績最差的。

這項研究的作者們解釋，年輕時語言能力低落，無法產生足夠資源對抗與阿茲海默症有關的認知衰退。因所有的修女生活條件與生活型態皆一樣。

(B) 年輕、教育程度高的優勢

在美國，一項依年齡、性別、教育程度的神經心理測驗CERAD（Consortium to Establish a Registry for Alzheimer Disease），受測者年紀極大：八十五歲至一百零一歲，平均年紀是八十九點二歲，包括六十六位男士、一百三十位女士，他們皆無失智症。測驗項目包括簡易智能測驗、語言流暢程度、認知能力、視覺運用技巧，立即重覆三個字、十五分鐘後再憶起。

試驗結果顯示，簡易智能測驗，立即重覆、十五分鐘後再憶起，女性比男性得分較高，年紀不會影響語言流暢程度，其他項目則受影響。至於教育程度可用來預知所有測驗成績。此意味年輕、教育程度高者可預知得分將極高。

此試驗結論是，神經心理測驗結果主要受到年齡及教育程度影響。成績差者幾年後罹患阿茲海默症風險極高。

(C) 法國的兩項研究

法國一項針對第戎（Dijon）、蒙貝利爾（Montpellier）、波爾多（Bordeaux）三個城市的老人研究，其中有一項吃魚與教育程度統計，擁有大學文憑者較常吃魚，知道吃魚對大腦較好、有益健康，他們收入較高，有較佳的飲食習慣，較常吃青菜、水果、穀類，喝點酒；自覺健康情況不錯；但血壓較高，較常有中風後遺症；較沒沮喪感；認知測驗成績較佳。

大多數發病率研究顯示，教育程度低與阿茲海默症罹患風險增高相關聯，是否獲得文憑比花幾年求學來得重要。

另外一項研究是逾六十五歲者大腦功能老化的追蹤調查（從一九八八年至二〇〇三年）PAQUID（Personnes Agées Quid），其中一項以是否獲得相當於法國當今介於小學與國中文憑（certificat d'études）爲標準（求學年限是六歲至十三歲），不要忘記目前法國逾八十歲者教育程度偏低，尤其是女性。有此文憑可說有足夠的知能儲存，或者受教育本身刺激腦力活動，延緩失智症發病四、五年。反之，教育程度不高，也可能是過去的生活經驗較不利於大腦的發展。

(D) 經常從事智力挑戰者較能對抗大腦老化

紐約大學醫學院神經科教授艾克諾．高登貝格（Elkhonon Goldberg）認爲，通常，一生中皆須面對智力挑戰者，在某些領域有成就、卓越表現，其智力活躍較能抵抗、彌補老化之反效果。當人們檢視推理能力與文化素養（包括語言熟練程度）之關係。推理能力有限者，當他們老化時其文化素養與語言精通程度保持同樣水準或下降。但推理能力強者，其文化素養與字彙繼續隨著歲月增長而發展，甚至到八十歲呢！

美國著名心理學家威廉．詹姆斯（William James）寫道：「倘若年輕人能夠意識到，他們很快就會變成『走動的一堆習性』。當他們尚處於大腦可塑性時期，就會比較重視其行爲。」年輕時的教育因素，似乎比成年時期的社經地位，更會左右失智症的罹患風險。

當今，人們越來越重視四、五十歲這個年齡階層。在這段時期，一個人的教育程度、生活型態、飲食習慣、心血管疾病等因素，將影響、決定未來慢性病的罹患率，若大腦功能正常運作，疾病將較不嚴重或較晚發生。

糖尿病與智力退化：諸多相關因素

逾六十歲糖尿病患者時常有智力退化現象。許多研究指出，糖尿病加速患者智力退化及增高罹患阿茲海默症機率。糖尿病是神經退化疾病的風險因素已被證實，但其機制尚未被解讀。

一個針對二十五項研究糖尿病風險的大型分析顯示，它提高智力退化風險爲一．二至一．七倍，失智症風險則爲一．六倍。雖然糖尿病與智能退化的關係已被證實，但其最初因素尚未完全解析。

糖尿病是種多重因素的病症，眾多機制可能導致智能變差及神經退化：血糖變質、胰島素抗力、週期性胰島素亢進（hyperinsulinémie）、氧化壓（le stress oxydatif）、促進發炎的細胞漿移動及大小血管惡化。此外糖尿病患者常伴隨高血壓及膽固醇不正常，亦是促成因素。

長期的血糖過多及重複嚴重的血糖過低，皆加速糖尿病第一、第二類型患者智能變差。重複血糖過低的累積效果增加數年之後失智症風險。加強控制老年人血糖，避免血糖過低造成大腦損害之負效果。

美國神經學年會報告

二〇〇八年四月在芝加哥召開的美國神經學年會，發表幾項研究報告，其中一項調查報告，突顯菸癮者及嗜好杯中物者，較早罹患阿茲海默症。另外兩項研究顯示，四十歲左右膽固醇過高者或中年腰圍變粗者，風險相對提高。

美國邁阿密海灘西奈山醫院（Mount Sinai Hospital of Miami Beach）的研究員，觀察九百三十八名逾六十歲被診斷出可能罹患阿茲海默症的患者，他們詢問其家屬（配偶、孩子）以了解病患一生中香菸消費量及酒量。歸納出，經常飲酒者（一天至少三杯）比起不喝酒或很少喝者，平均提早四·八年罹患阿茲海默症。同樣菸量大者（一天一包以上）比不抽菸者提早二、三年罹患此病。有遺傳基因者，則提早三年。若不幸有上述三種狀況，他們比不抽菸、不喝酒、無遺傳基因者，提早八、五年發病。

對研究員而言，最重要的是盡可能延緩發病，若可延後五年，病患數目就可減半。

第二項報告發表九千七百五十二位男女士長期健康追蹤檢查結果。檢查對象於一九六四年至一九七三年期間，年齡介於四十至四十五歲。檢查至一九九四年結束。一九九四年至二〇〇七年期間，這群受測者有五百零四位罹患阿茲海默症，一百六十二位血管性失智症。結果顯示，中年膽固醇最高者較最低者，老年時罹患阿茲海默症機率提高百分之五十。有關糖尿病的研究，結論亦一樣。

此外，二〇〇八年三月二十六日的《神經醫學期刊》，美國科學家解釋一九七〇年代測量六千名美國人腰圍，三十六年之後的追蹤觀察。結果顯示，肥胖且腰圍粗大者（新陳代謝症候群）較身材苗條者，罹患阿茲海默症風險是三・六倍，體重過重者則是二・三倍，肥胖但無粗腰圍其風險則減低。

美國醫生往昔就已證實高血壓的增強風險，並強調盡早治療良效。

3 亞羅斯・阿茲海默醫生

世界人口老化使得阿茲海默症患者暴增，工業先進國將面臨此病衍生的醫藥、社會、家庭、經濟、公共衛生問題。

阿茲海默症是在何種情況下被發現的呢？

十九世紀下半葉、二十世紀初期，德國一位神經內科兼精神科醫生亞羅斯・阿茲海默（Alois Alzheimer, 一八六四—一九一五），於一九〇六年十一月在杜賓根（Tubingen）舉行的「德國西南部精神科醫生第三十七度會議」中，提出「大腦一種奇特的病例」報告。後來在當時著名的精神科醫生，亦是阿茲海默的同事艾密勒・凱伯林（Emil Kraepelin）之建議下，把早發性失智症稱爲「阿茲海默症」。

亞羅斯・阿茲海默於一八六四年六月十四日誕生於德國南部巴伐利亞一商業小鎮馬克布來特（Markbreit）。父親愛德華（Eduard）是當地皇家地方法院的皇家

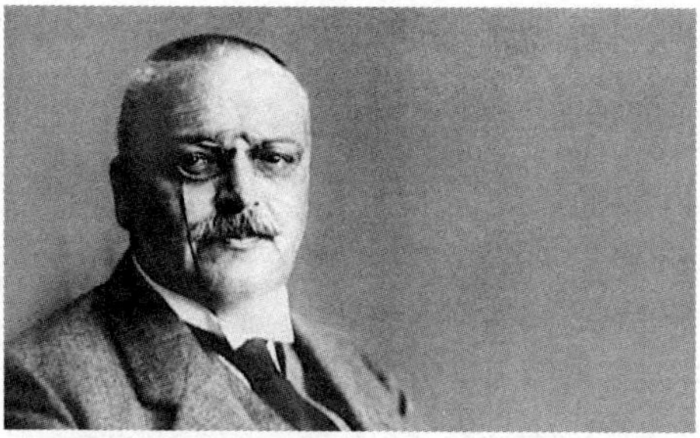

亞羅斯．阿茲海默醫生

代書，他是再婚的鰥夫，第二任妻子（亞羅斯的母親）是前妻的妹妹。亞羅斯是長子，在當地受小學教育，十八歲喪母，十九歲時在鄰城亞夏芬堡（Aschaffenburg）念完中學。他熱愛自然科學，家族有多人從事教師與牧師職業，依照與眾人接觸的家族職業傳統，亞羅斯於是選擇進修醫學，正可兼顧這兩種傾向。

醫界翹楚在柏林

就像天下眾多父母親一樣，亞羅斯的父親對兒子懷抱野心，希望他能去當時被認爲醫學的麥加——柏林學醫。當地醫學菁英人才輩出，魯道夫．維丘教授（Rudolf Virchow，一八二一—一九〇二）創立細胞病理學；託他之福，柏林因其公共衛生政策而成爲現代化都市。他是典型的德國學者，興趣廣泛、博學多才，亦是人類學家兼政治人物。曾協助考古學家兼古希臘語言學者海涅希・史立曼（Heinrich Schliemann, 一八二二—一八九〇）發掘位於土耳其的托古城（Troie）。

科學界名人羅勃・庫克（Robert Koch, 一八四三—一九一〇）是醫生兼顯微生物專家。他把皇家城市衛生部門轉變成馳名的細菌學研究中心。一八二二年他發現引起肺結核的桿菌（現稱爲庫克桿菌）。此傳染病在十九世紀引起人類的大災難，死亡不計其數。當時十五歲至四十歲年齡階層，有五成是此病的犧牲者，膾炙人口的十九世紀英國小說家勃朗特三姐妹（The Brontë Sisters）皆因肺結核相繼去世。一八八五年他發現霍亂致病因素是由於飲用污水。他亦是首位證明傳染病源自寄生蟲的醫學專家，頓時聲名大噪，於一九〇五年榮獲諾貝爾獎。

醫學界佼佼者雲集的柏林，深深吸引想在他們光環下求知的亞羅斯，他於一八八三年在柏林註冊學醫，接著在伍茲堡大學（Wurgburg）及杜賓根大學醫學院念書，一八八八年於伍茲堡獲得文憑。

在法蘭克福精神病院當醫生

亞羅斯二十四歲時入法蘭克福一家精神病院當醫生。一八八九年三月法蘭茲・尼索（Franz Nissl, 一八六〇—一九一九）醫生加入其工作陣營，雖然才二十九歲，尼索在慕尼黑工作時已成名，他發明一種革命性的神經細胞染色方式，「尼索染色法」以藍色的甲醇（méthylène）詳細區分神經細胞。

精神病院院長艾密勒·錫歐立（Emil Sioli，一八六二—一九二二）教授、尼索與阿茲海默三人密切合作愉快，成功地把病院變成現代化療養院。他們引入不拘限（non-restraint）治療方式，旦夕之間徹底改變強制性的方法。爲病人的利益著想，從此大量以醫藥方式治療臥床病人；許多病人住在一間有人看顧的大廳，盡量減少把病患孤立在房間；也運用泡湯處方，讓病患盡可能享有自由。

數小時三十四度的熱水浴，對於激動不安、躁鬱症及麻痺患者特別有效。熱水浴療法證實是精神病治療最重要的貢獻之一。與病患對談顯示出是診斷精神病症的決定因素，醫生須具有獲得病患信任的能力，及寧靜的傾聽藝術。尼索和阿茲海默極擅長此道，他們留下多項會談檔案。

研究器官引起的精神病因，是法蘭克福這家療養院的主要方針，加上不拘限原則及以語言治療是其成果。解剖過世病人的腦部，研究詮釋切片組織。阿茲海默在此行醫時準備數百樣供顯微鏡檢查用的腦切片。大部分切片屬於進化性麻痺的梅毒末期病人。切片研究成爲他未來醫學博士的根據。

一八九四年發表「頭腦的動脈硬化」

一八九四年九月在德斯登（Dresden）舉行的德國精神病醫生協會會議，八十五位參與者皆是精神科的翹楚。阿茲海默的研究報告「頭腦的動脈硬化」（l'artériosclérose du cerveau）令聽眾印象深刻、折服，這亦成爲他深愛的主題。有別於梅毒引起的進化性痲痺，他指出以肉眼觀察腦結構的十二個病例報告，腦血管病變延伸至微血管分支。阿茲海默強調，動脈硬化導致大腦萎縮，異於進展性痲痺。直到目前，後者被認爲是引發精神錯亂的唯一原因。其論據主要差別尤其是，動脈硬化導致退化、變質只限於局部性，而進展痲痺則是擴散性。他爲醫學的未來做鋪路工作。一百年之後，醫學界以多發性血栓引起的失智，來描述諸多微血管阻塞導致智力受損現象。

錫歐立支持阿茲海默的理論：「我相信血管阻塞的失智病患，較少來到精神病院。因精神病院患者罹患的是另一種失智，其特色是記憶障礙，他們時常感到焦慮，但十分清楚其病症。」

柏林一家精神病院院長隨聲附和，認爲此種精神疾病是由大腦老化而變質。明顯的失憶、混亂狀態與老年性失智十分接近。

柏林一位精神科教授亦贊同阿茲海默的論據，確信他舉的病例類似老年失智。動脈硬化引起的失智，是老年失智的早期症狀。

阿茲海默做了下述結論：「我排除與腦損傷、糖尿病、腎炎、心臟功能不足的關聯。我的病案十分接近老年性失智，人們卻把它錯認為（梅毒引起）進展性的麻痺，後者與早發性老年失智全然不同。」他的評論別具意義，蓋七年之後，研究奧古斯蒂．笛（Auguste D.）病歷，產生早發性老年失智與老年性失智的絕對區別。笛病例為當今稱為「阿茲海默症」的首位病患。

一八九七年阿茲海默在《神經學與精神病學月刊》，發表他的研究成果「大腦皮質病理解剖和某些精神病的解剖根據貢獻」。他觀察三位病人大腦皮質的結締組織及神經膠質細胞變得較不明顯，且神經細胞大量反常地變質。三位病患的神經細胞極類似，甚至難以區分誰的組織切片。一向謹慎持批評精神的他，結論道：「我們手中祇有一些石塊，還需要另外的石塊以搭砌成眞正的建築。」

老年性失智：大腦萎縮、動脈硬化變質

一八九八年他發表許多篇關於發生在某一年齡層老年性失智的文章，指出大腦通常重量減輕不少，有退化、過早老化的症狀，且因動脈硬化而變質。他首次

提出一系列問題，雖然不是他日後研究的主題，卻令他留芳後世。

同年，他在《神經學與精神病學月刊》，刊載「老年性失智新的研究成果」。他診斷出一個可稱爲早發性老年失智的病例，患者不僅大腦萎縮，同時血管病變不太是動脈粥樣化之故。此個案令人假設血管病變除了來自飲食不當，中樞神經系統先天不良，導致淋巴腺細胞早期萎縮亦是原因。在典型的老年性失智病例，可發現與血管病變無關的淋巴腺細胞退化。行事一向謹愼的阿茲海默在結論中解釋，需要更多病案來鞏固此假設。一九〇一年十一月，他在奧古斯蒂・笛女士身上找到失智症的決定性拼圖。

除了發表諸多不同主題的報告文章，他對精神科感興趣，不滿足僅是刊載臨床的觀察結果，亦熱愛提出有關當時醫藥社會的一連串問題。

一八九四年，他與一位富裕、文化素養極高、親切和藹的寡婦賽西莉・蓋森海默（Cecilie Geisenheimer）女士成婚。此婚姻讓他經濟獨立。六年半的恩愛生活，兩女一男陸續出生，但好景不常，愛妻於一九〇一年二月撒手人寰。

一九〇三年專注從事精神病學

喪妻後，阿茲海默對法蘭克福不再眷戀。他試著申請省區一家療養院院長職位不成，悶悶不樂之際，凱伯林建議他到海德堡在其麾下工作，阿茲海默在法蘭克福的舊同事兼朋友法蘭茲．尼索，已在那兒當教授，迫切期望阿茲海默加入其工作陣容。塞翁失馬焉知非福，數年之後阿茲海默追憶：「直到當時，我認識及運用的精神病學，實際上尚不能稱爲科學。到海德堡之後，我才意識到有一種眞正科學的臨床精神病學，這一切皆歸功於凱伯林。」

凱伯林獲得醫生文憑後，到慕尼黑、萊比錫、海德堡不同都市，繼續學習、行醫及擴展視野。一八八三年起開始編撰「精神醫學手冊」，出版教科書使他舉世聞名。在愛沙尼亞任教過精神病學。阿茲海默慶幸能與此等頂尖人物合夥工作。

凱伯林轉到慕尼黑的診所後，亦招募阿茲海默前來助陣。一九〇三年換了新環境、新工作，沖淡紓解喪妻的哀慟。阿茲海默在診所並無薪俸，他充當科學助理，擁有自己的實驗室，可使用診所器材，幾位研究員亦享有同樣待遇。由於這群傑出科學家的熱烈參與和無私的奉獻，許多附屬的範疇亦被這些專家研究處理，分工合作制度使研究扎實、開花結果。

頂尖的研究夥伴

阿茲海默的合作夥伴，日後皆有重大發現與成就。菲利克斯．布勞特（Felix

Plaut, 一八七七—一九四〇）於一九〇七年，發現梅毒導致全身逐漸痲痺。一九一五年接管血清實驗室院長職位。一九〇八年發表主要著作「以華色曼測驗（le test de Wassermann）做爲梅毒的血清診斷，及精神病學之應用」。

另外一位研究員馬克・以色林（Marc Isserling）於一九二六年，著作一本極受重視的心理治療教材。阿茲海默有幸與傑出的志同道合同事一起切磋鑽研。

一九〇四年七月至八月，阿茲海默通過博士論文並獲得副教授資格。其論文研究進展式痲痺的組織學。進展式的痲痺又稱爲「大腦軟化」。當時的療養院充斥此種病患（約三分之一的病床）。病人漸漸發瘋，包括神經緊張、易怒或痲痺。當時尚未被診斷出是梅毒末期症狀。由於病患漸增，激發研究員探究此病症成因。

他在慕尼黑診所內的實驗室，從事大腦病態及組織病態學研究，可說如魚得水。收納各地來的研究員，細心不懈地教導鼓勵，如何觀察區別顯微鏡的影像細節，進而下結論。

這群研究員有幾位在醫界日後大放異彩，赫赫有名，開拓專長領域。義大利人伍果・塞樂提（Ugo Cerletti, 一八七七—一九六三），於一九三八年發現電擊可鎮靜痙攣，開啓了電擊治療世紀。後來在羅馬精神病診所當所長。

漢斯哲哈得・克茲費爾德（Hans Gerhard Creutzfeldt, 一八八五—一九六四）和阿馮斯・雅克勃（Alfons Jacob, 一八八五—一九三一），共同發現以他們名字爲名的疾病而享譽全球，潛伏期一年的緩慢病毒。數十年之後，美國醫生兼醫學研究員丹尼爾・蓋杜色克（Daniel Gajdusek, 一九二三—二〇〇八）因測出黑猩猩亦會感染此病毒，於一九七六年榮譽諾貝爾醫學獎。

康斯坦丁・凡・伊克諾謨（Constantin von Economo, 一八七六—一九三一）是奧地利神經科醫生，第一次世界大戰時歐洲盛行的流行病嗜睡性腦炎（encéphalite léthargique de von Economo）即冠其名。它是中樞神經系統疾病。他亦發現大腦操縱睡眠的定點。

「樂維病體失智症」（Dementia with Lewy Bodies）是由樂維（Frederic Heinrich Lewy, 一八八五—一九五〇）發現的。它是阿茲海默症外，常見的一種失智症（包括帕金森氏疾病症狀）。

蓋達諾・伯魯西尼（Gaetano Perusini, 一八七九—一九一五）與阿茲海默密切合作，共同發表無數文章。一九〇九年前者發表一篇關於奧古斯蒂・笛詳盡的病歷報告，七十年之後阿茲海默名聞遐邇、舉世皆知，要歸功於他。

孜孜不倦的教誨與不斷的激勵，來自歐洲多國的研究員，完成不少傑出的成果，阿茲海默栽培、成就了後一代享受盛名的神經病理學專家。

在慕尼黑診所期間的碩果

在慕尼黑診所（一九〇三—一九一二）九年期間，阿茲海默從事多項研究。

精神分裂症、躁鬱症

一九〇三年秋天抵達慕尼黑之後，阿茲海默專注研究內生的精神病（les psychoses endogènes）。他應用組織病理學的方式，試圖找出精神分裂症和躁鬱症的病因。

酒精中毒

一九〇四年他在德法邊境城市巴登巴登，演講酒精中毒導致譫妄。在法蘭克福時期就開始觀察此病症，總共診斷一百六十個病例。他指出病人還有顫抖、不正常盜汗、發燒、嗜睡、焦慮不安、空間錯覺、易怒、無精打采等現象。

週期性的酒精中毒還會導致淋巴結細胞變質，他喜愛以幻燈片解釋病例。其結論是：「此症狀不一定痊癒，有時候會產生『科沙可夫症候群』（syndrome de Korsakow）：失憶、語言錯亂、沒方向感；惡化結果通常導致死亡。」

白痴

一九〇四年他於《神經學與精神病學日報》發表「白痴解剖學的一些基本觀察」，他認為白痴應歸類在失智，為出生之後或孩童時期的缺陷，大腦太大或太小。孩子起初正常發展，但漸漸不愛玩、不好動、流口水、厭食、吞嚥困難、無法坐立、視神經萎縮。在法蘭克福已研究過三十個案例，他被公認為專家。

癲癇

一九〇七年他在法蘭克福德國精神病學協會會議，演講「天生癲癇大腦皮質硬化和神經膠瘤（gliomes）的徵兆」，他指出腦震盪、腦瘤、某種形式的白痴、梅毒、腦炎、酒精中毒和鉛中毒等皆會引起發作。每次神經細胞破壞與發作次數成比例，而導致抽搐、痙攣，應想盡辦法防止發作。其研究使他成了癲癇的先鋒，因而吸引無數學者鑽研此症狀。

以大腦發病部位歸類精神病

凱伯林很久以來就夢想把精神病依其起因、發生狀況、進展加以分類，這將成爲會診時可使用的眞正科學。在慕尼黑診所，他把此任務委託給工作熱忱、態度認眞的阿茲海默，專研精神分裂症和躁鬱症。綜合疾病的特徵和在大腦的發病部位以歸類。他們兩人相信中樞神經系統病態的解剖會反映在精神病上。

一九〇六年德國精神病學協會在慕尼黑召開的全體大會，不接受此論據：「企圖以經驗證明自然和不同的病態因素存在是枉然的」、「研究疾病種類將歸失敗，就像在追逐幽靈一般」、「病態的解剖能爲疾病定義及分類帶來幫助希望緲茫」、「解剖學無法解釋任何精神症狀」。

凱伯林與阿茲海默並不洩氣，強調有追求理想的信心與勇氣。爭論焦點不僅涉及解剖理論，以大腦發病部位歸類精神病的「地方誌信條」亦未獲得共識。

阿茲海默指出其解剖理論有足夠的門診及解剖經驗。凱伯林較注重地方誌原則：「大腦皮質由無限的器官分散組成，某部位的病態徵兆對於臨床診斷有決定性的影響」、「依此論據，病原的進展可能依其位置及擴散，而產生完全不同的臨床症狀。解剖研究可用來證實某些不同的症候卻有同樣的損傷。反之，解剖學上類似的病原進展，因其大腦皮質的分散位置而產生不同的損傷」。

有「精神科教皇」美譽的凱伯林之理論，獲得超越國界的廣泛迴響。一九一八年他於德國精神病學研究中心，創立病理組織學地方誌部門。此部門由一位大腦皮質結構專家負責，旋即聲名遠播。可惜已辭世的阿茲海默，無法目睹他專研主題的進一步發展。

創辦《神經學與精神病學》雜誌

一九〇三年至一九一二年在慕尼黑診所期間，他的研究成果豐碩。一九〇六年九月升上主任醫生職位，雖然薪水增加，但剝奪其科學研究時間。一九〇九年年末卸下主任職後，他十分樂意全力以赴於醫學研究，及創辦《神經學與精神病學雜誌》。阿茲海默著手撰述一篇長達二百六十頁洋洋大觀的論文，這篇「神經學病理與神經組織破壞的關聯」論文於一九一〇年發表在他主編的雜誌。他深知任務艱鉅，無法在短期內解決精神病謎題，以顯微鏡觀察、推測、分析中樞神經系統，已有顯著進步，他的論文附有七張彩色顯微攝影。當主編的他負責精神病學部分的編纂工作。一直至一九一五年過世，在他盡心盡力的策劃下共發行三十二本期刊。

任布列斯羅大學醫學院教授

一九一二年夏天，普魯士國王居勇二世（Guillaume II）任命阿茲海默為布列斯羅（Breslau，即當今波蘭的華茲查瓦Warszawa）大學醫學院教授。八月上任時他感到精疲力盡，但不知何種病，事實上已病得嚴重。他拖著病體直到三年半後過世未曾恢復健康。

布列斯羅是個省都，有北方威尼斯之稱。除了在醫學院教授精神科、組織學、神經系統組織病理學，及以病患示範，也指導大腦解剖及病理學的實習課。亦當綜合醫院院長，引導病理學研究機構，在醫院門診。

一九一四年夏天第一次世界大戰爆發，阿茲海默的工作亦受到影響，他演講「戰爭對神經系統和心理的致命後果」，說明飲用甲醇酒精中毒的士兵案例。「戰爭和神經」是他最後刊登的作品之一，詳細描述的病候使它成爲一本眞正的「戰爭精神科手冊」。戰爭令士兵的精神障礙遽增，他區分出因戰況引起或個人先天遺傳。療養院的精神病患並沒因戰爭而增加，大部分致病原因是先天傾向。反之，較多癲癇發作，亦較強烈，歇斯底里亦較多。

除了通常的病例外，阿茲海默亦診斷出一種因戰爭導致的「退休神經官能症」。患者自認爲有精神障礙，他們只受了輕傷，誇張的精神創傷，讓人猜測未來可領撫恤金，讓他們處於此種狀況。非戰爭時期，工作受傷或鐵路車禍傷患，亦會有此現象。

到布列斯羅就職時，他的健康不佳，雖然曾去溫泉勝地療養兩個月，靜養後並沒痊癒。

一九一五年，他擔心身體，需要越來越長的休息，自知情況越來越差。雖然試圖繼續工作，但無法完成繫念的描述白痴症狀。十月臥病在床。十一月腎衰竭、呼吸困難、意識不清說譫語。十二月十九日在家人圍繞下，以五十一歲英年與世長辭。聖誕節前夕被安葬在法蘭克福中央墓園愛妻身旁。

4 病名：從沿引到正名

以首次研發者的姓氏作為病名

「阿茲海默症」病名該歸功於凱伯林，一九一〇年其著作《精神醫學手冊》第八版，首次使用此名稱，他解釋阿茲海默研究的病症，其臨床症候還不太明確。十九世紀下半葉，醫學界慣例以研發者的姓氏，作爲他們首次觀察或描述的身體症狀，例如帕金森氏症。凱伯林順理成章以合作同事阿茲海默研究成果作爲病名。後者被任命到享有盛名威望的布列斯羅大學擔任教職，此提名、任命事件在醫界引起騷動。因當時擔任蘇黎世大學精神科教授，亦是《精神分裂症》一書作者，著名的瑞士醫生歐根．布勒列爾（Eugen Bleuler, 一八五七—一九三九）與他競爭此職。凱伯林引用阿茲海默姓氏另一個原因是，他主持的慕尼黑診所亦可沐浴在舊主任醫生（阿茲海默）的光環中。

當時，佛洛伊德提倡的心理分析漸具影響力。凱伯林不贊同佛氏以孩童時期的心靈創傷，來解釋分析精神障礙；認爲心理分析大師的理論，較像一種藝術，而不是科學。希望以精神病來自大腦病變，來制衡佛氏的盛行學說。

對於以他的姓氏作爲病名之榮幸，阿茲海默持謙虛、保留的態度：「我觀察的奇特病例，是否構成臨床和組織學的症候群，是否異於或屬於老年失智，還須假以時日繼續觀察、舉證。」他深知老年失智症的臨床區分並非易事。

阿茲海默症的概念逐漸散佈全球

阿茲海默症的概念逐漸蔓延世界醫學界。華盛頓國家醫院精神病實驗室，一位組織病理學專家，診斷一名五十八歲男性，類似奧古斯蒂．笛女士的病例。他引述阿茲海默症，且把其研究報告寄給阿茲海默症，發表在他的刊物上。

喬治．史蒂爾茲（Georg Stertz，一八七八—一九五九）是阿茲海默的女婿。後者辭世後，他在布列斯羅接掌岳父職位達兩年之久，之後到慕尼黑凱伯林的診所。他把在兩地診斷的二十二個病例，發表於一九二一年精神病學的年度刊物「關於阿茲海默病症」。衍生他與凱伯林的相同意見，認爲早發性失智是一種病症。病名是對臨床與解剖成果奉獻者之敬意，此病引起醫界之重視與興趣，但它衍生的問題尙未完全解決。

一九二五年，伍茲堡精神科和神經科診所的伊斯特．古倫塔醫生（Ernst Grunthal, 一八九四—一九七二）發表關於阿茲海默症一項重要的研究報告，道出，根據組織病理學影像的研究方式，很難區分老年失智與阿茲海默症。他歸結後者較常有早期的語言障礙。

當時似乎把早發性失智稱爲阿茲海默症。還須經過一段時期之後，醫界才把老年人的失智冠予此病名。

早發性失智的遺傳因素

一九三二年，約翰納．舒特奇醫生（Johannes Schottky）發表洋洋大觀的研究成果。他初次涉及此病的遺傳因素：「早發性失智的程序與眞正原因還不明確，一項關於遺體的詳細調查有助於闡明」。他治療的一位女病患家族四代皆有失智症，且罹病年齡越來越年輕：女病患四十三歲，父親則是五十六歲，祖母七十二歲，曾祖母亦罹患精神疾病。女病患過世後的大腦解剖，顯示體積萎縮，尤其前額葉部分延伸至中央。顯微鏡顯示斑塊及變質的神經纖維。

老年失智的大腦萎縮、神經纖維變質和斑塊

一九三二年八月下旬，在法蘭克福召開神經科醫生及精神科醫生會議。彼第錫（Pittrich）醫生發表一個引人注目的觀察結果，一位七十歲阿茲海默症男性病患的重覆動作、活動，回答混淆，愛哭，尿失禁，找不到廁所，無法表達意見，拒絕洗濯和進食。放映的幻燈片顯示病人典型重覆性的激動。病患過世後的大腦解剖，顯出神經纖維變質和斑塊的典型徵兆，大腦亦萎縮不少。

彼第錫把此病案稱爲阿茲海默症，老年失智的術語統一又跨越一步。人們可證實到一八八〇年至一九四〇年期間，德國醫界精神病科充滿活力、蓬勃發展，其觀察、研究、理論對世界醫學影響至鉅。

早發性失智症、阿茲海默症、老年失智症病名合併

第二次世界大戰之後，阿茲海默症不是熱門主題。須等到六十年代初期，它才再度在會議中被討論。一九六一年，艾菲黛．亞伯特（Elfriede Albert）女醫發表一篇重要的報告：「老年失智與阿茲海默症，同樣的病症？」她在這篇報告中指出，早發性失智或阿茲海默症，與眞正的老年失智無重大區別，然而阿茲海默

症的進展較突然、快速，她建議一個新的概念「阿茲海默化」，即外來因素的介入，催化、加速原有的老年性失智。作者結論阿茲海默症可認定是老年失智的強化、尖銳症候群。原則上，此兩種症狀在解剖學及臨床上皆無任何差別。

一九六七年九月中旬，在瑞士洛桑舉行的國際醫學會議，來自歐洲各國的與會者，討論「老年失智的臨床與治療觀點」。德國哥廷根（Göttingen）大學附設的精神科診所的兩位醫生，爲阿茲海默症的概念歸類。大會醫生磋商結果，認爲老年失智與阿茲海默症，屬於同一病症，唯一的區別是發病年齡。他們提議把它稱爲「阿茲海默的失智」。亞伯特女醫亦是與會者，她示範其阿茲海默化的概念，且建議把老年失智症與早發性失智症，皆冠用此病名。

在法國，七十年代之前，神經科的學生被教以區分早發性失智症與老年失智症。之後，醫學界意識到五十歲或七十歲罹患此病，大腦損害部分、特徵皆一樣。從此兩者合併成同一病名。

5 奧古斯蒂·笛檔案

一九〇一年十一月生命中重要的決定

一九〇一年是阿茲海默症重要的一年。阿茲海默當時是法蘭克福精神病及癲癇症療養院的主任醫生。有一天翻閱新入院病患記錄，洞悉奧古斯蒂·笛的病歷很特別，決定親自診斷。殊不知一九〇一年十一月二十六日這一天，他做了生命中一項重大的決定，也使他日後名留後世。

奧古斯蒂·笛女士生於一八五〇年五月，先生是德國鐵路局一名職員。她身體向來無恙，從未得過重病。夫妻恩愛和睦，只育有一女，沒流產過。勤儉持家有方，家事弄得有條不紊。雖然有時易激動焦慮，但不致太離譜。她不飲酒，家中沒人感染過性病。其父母（已過世）、兄弟姊妹皆很正常，亦無酒精中毒現象。

根據笛先生的說詞，其太太以前十分正常。但開始有記憶障礙，準備膳食會犯錯，不愛做家事，會藏東西。懷疑丈夫與女鄰居交往。變得越來越焦急，在居所漫無目的地走動。行爲暴躁，時常斷言常來家中的車伕要陷害她。其狀況快速變壞，搞得家中次序大亂。其夫受不了，才決定送妻子入院。

阿茲海默向奧古斯蒂・笛提出一連串問題：妳的姓名、丈夫名字、入院多久。物品名稱、午餐食物、寫姓名、今年是哪一年、今天是哪個月、妳的生日、有幾個孩子、其年齡、丈夫職業、妳家住址、妳知道我是誰嗎、日常生活的事物等。也請她計算加、乘。

笛女士時時感到心慌意亂、焦慮。

她無法寫完姓名。自從行醫以來，阿茲海默尚未遇到不會完整寫出自己姓名的病人。她重覆數次閱讀一行文字，但似乎不解其意義。無法講完一個

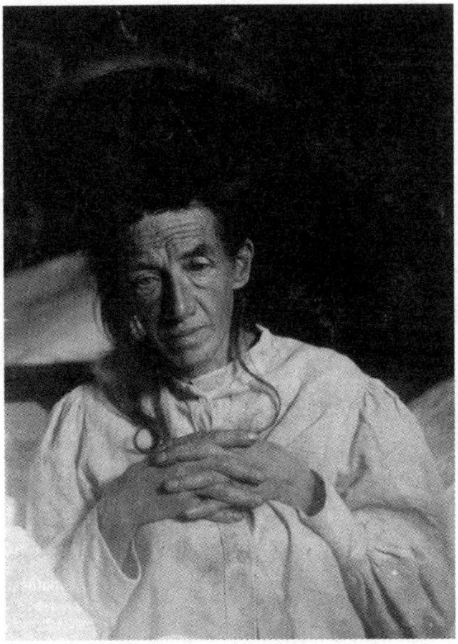

奧古斯蒂・笛女士：醫學史上首位被診斷出阿茲海默症的病患

句子，且一臉迷惑。不服從醫生指示，且有被迫害感。不能正確回答問題，或答非所問。舉止怪異、態度模稜兩可，一下子要把醫生趕走，但旋即熱切接待。不知道某些物品名稱，不了解周遭的情況。計算能力減低。記不得十二個月份、寫不全二十六個字母。

阿茲海默有耐性、慢慢地與笛女士建立起信心。他了解這是科學界、醫學界一個獨特的病例，詳細記載病情進展狀況。也請攝影師替這位女病患照相。笛女士常常焦躁激動，她浸熱水浴或費數小時泡溫水浴。獨睡一房，睡前在房間踱方步，睡姿奇異縮蜷成一團。

她的病狀每下越況，與醫生交談時間無法持久。阿茲海默對笛女士最後的記載日期是一九〇二年六月：「奧古斯蒂．笛再度拒絕接受檢查，她開始喊叫，若堅持，她會打人。毫無理由地大聲叫嚷，有時持續數小時，不得不把她綁在床上。對食物不再感興趣。背上長癤。」

奧古斯蒂．笛之死

阿茲海默醫生雖然於一九〇三年離開法蘭克福療養院，但還是很關切這位女病人。他定期打電話或寫信詢問其狀況。當他獲悉笛女士於一九〇六年四月八日過世，便請同事寄病歷及大腦，以便在顯微鏡下觀察。還相當年輕就辭世，阿茲海默懷疑她罹患一種「特別病」，笛女士逝世前十幾天發燒，吵鬧、目光呆滯、遲鈍，有時發出呻吟聲、冒汗。從發病至過世持續四年半，享年五十一歲。死因是焦痂引起敗血症。解剖診斷：頭顱內聚積液體，大腦萎縮，腦微血管硬化。雙肺肺炎、腎炎。

導因

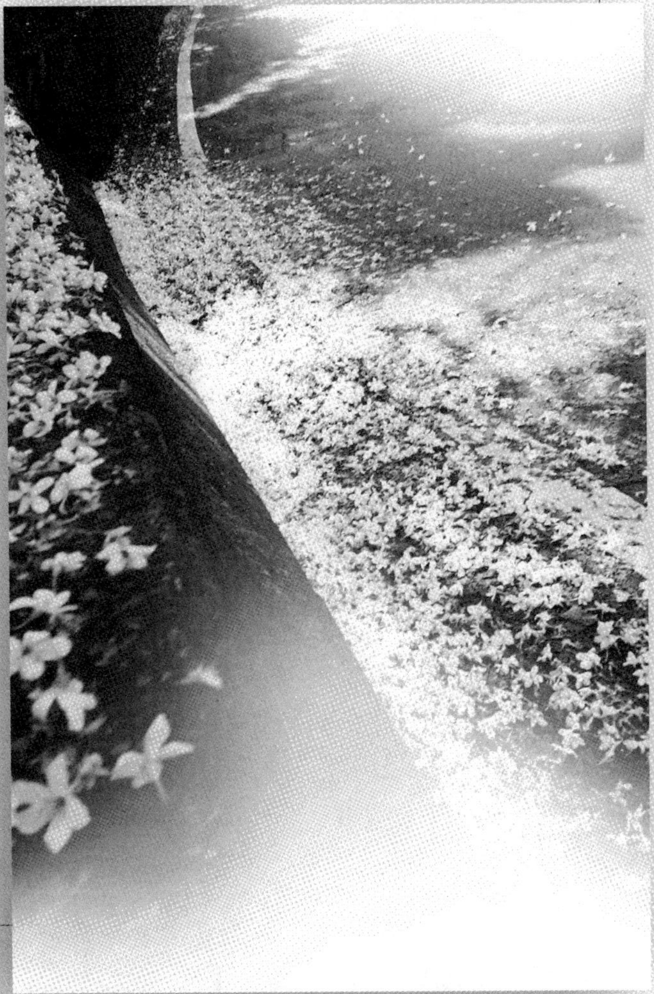

1 輕度知能障礙可能導致阿茲海默症

輕度知能障礙（Mild Cognitive Impairment, 簡稱MCI）形成的風險時期，須密切觀察，蓋在某種情況下可能發展成阿茲海默症。

研究大腦老化和多種失智，使我們較能了解後者早期的認知障礙。多年以來，臨床醫生對正常老化的認知失調，與阿茲海默症初期症狀感興趣。「輕度知能障礙」用來描述正常老化與阿茲海默症的過渡時期。後者在數十年之內進展，其中潛伏階段在天生具有罹患此病體質的個體腦中逐漸損害。目前，在臨床診斷、病症進展及預測因素，醫學科技跨躍大步。輕度知能障礙代表醫生可辨認出的臨床單位。反之，關於它在大腦神經病理部位，及相關的治療方式，還是有所爭論。不過，醫學界大致上同意此概念，可用以描述病人初期認知困難的特徵。

梅約診所對輕度知能障礙的診斷標準

美國明尼蘇達州羅吉斯特（Rochester）梅約診所（Mayo Clinic）阿茲海默症研究中心，在十五年期間研究、追蹤認知變差的老年人，以年齡和性別分類。它啓動眾多正常智能老化的神經心理研究，以用來比較輕度知能障礙者。下述輕度知能障礙的診斷標準即是梅約診所的研究成果。

(一)病人抱怨記憶力變差，亦被第三者證實

病人本身抱怨記憶力變壞，但最好是認識他的第三者亦證實此現象。在某些狀況，抱怨記憶力表示心理情感上的障礙，但亦可顯示隱藏的認知衰退。故第三者的消息來源極重要。

法國一項集一千五百名逾六十五歲無失智者，長達四年的追蹤研究，達迪格（J F Dartigues）及其團隊於一九九七年指出，失智前四年，向醫生抱怨其記憶力，可推測是阿茲海默症的前兆。當一個人感覺且表明記憶力變差，雖然其記憶力門診測驗正常，其罹患阿茲海默症風險，爲正常人的四倍。若測驗分數不佳，風險則增加十倍。

(二) 記憶力客觀上變差

根據一個人的病歷、臨床檢查、神經心理輪廓等下診斷。此外用十二個字測驗，看是否能記下、回想多少字，來評估記憶功能。

(三) 以簡短智能測驗評估認知功能的正常運行

可使用Folstein的簡短智能測驗（Mini Mental State Examination），作爲評估整體認知功能工具。總分相當於二十四分符合失智症標準。輕度知能障礙則介於二十六分至三十分之間。但正常的認知功能需要臨床判斷。除了記憶力外，其他例如注意力、語言、解決問題和視覺空間能力等智能，尚未損害至某種程度，醫生認爲還可正常運行。

(四) 對日常生活活動沒影響

根據病人和家人的說辭，及日常生活活動表格填寫結果，醫生診斷生活困難，源起於智能而非身體病痛，尤其是否足以影響日常生活正常運行。

(五)未失智

評估記憶力障礙、整體認知功能，及日常生活活動之後，最重要的是，醫生判斷未達到失智的標準。

轉變成失智症的機率

輕度知能障礙轉變成失智症的機率是多少呢？

「轉變」事實上符合生物進展程序，它顯示神經病理損害的擴散程度。

梅約診所十五年的追蹤研究人口評估，逾二百七十名符合輕度知能障礙特徵，每年以百分之十二的機率進展成失智症，其餘測試者則是百分之一至二。總而言之，大部分輕度記憶知能障礙（MCI amnésique），很可能發展成阿茲海默症，形成風險先兆。

神經病理損害較輕

構成阿茲海默症的澱粉樣斑塊、神經纖維纏結，和神經元死亡等神經病理損害，在病症顯現初期，已經經年累月在大腦裡慢慢形成。輕度知能障礙亦有類似

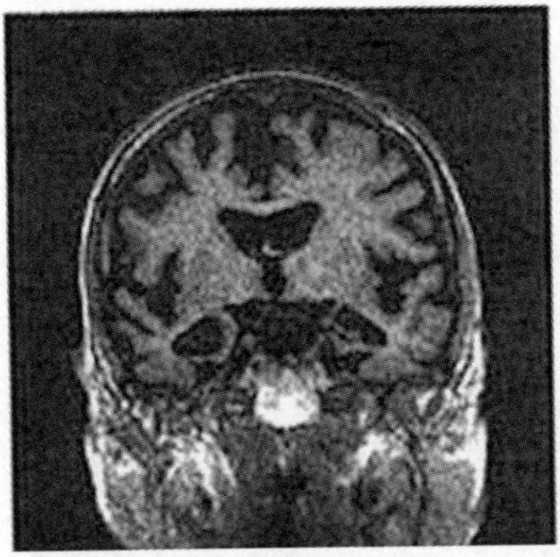

左圖是阿茲海默症病患的大腦
（鴻溝較寬、較深）

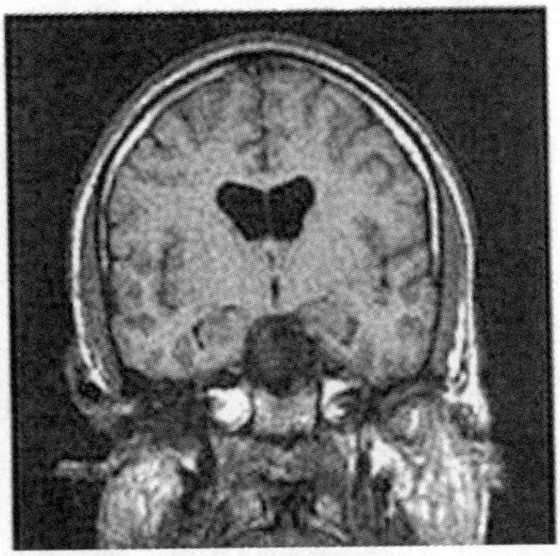

右圖是正常老年人的大腦

的神經病理損害，祇是程度較輕、密度較低。

神經元的損失主要在皮質邊緣（le cortex limbique, 百分之二十至逾百分之三十），新皮質（néocortex）則較少損害（低於百分之五）。神經元的損失符合認知衰退並非老化之故，尤其在顳葉下皮質（cortex entorhinal）與海馬迴部位，是輕度知能障礙認知失調的主因。

海馬迴萎縮增加罹患阿茲海默症風險

使用核磁共振造影來預測罹患阿茲海默症的風險，梅約診所對研究對象輕度知能障礙者，追蹤之初接受磁振造影。其海馬迴萎縮者，在追蹤三十三個月期間變成失智。

海馬迴萎縮速度與認知衰退相關。梅約診所追蹤初期，比較正常老化、輕度知能障礙和阿茲海默症人口的大腦磁振造影。追蹤期間，正常老化穩定、衰退，輕度知能障礙穩定、衰退，阿茲海默症則海馬迴體積越來越小。認知能力變差者，其海馬迴比正常老化縮小。

心理障礙、行為異常

有憂鬱症的老人較容易進展成輕度之知能障礙。

梅約診所在三年追蹤八百四十位無憂鬱症的老人。追蹤期間，罹患憂鬱症者與另外一群無此症狀者相比較，以研究憂鬱症對形成輕度知能障礙或失智之影響。原本正常但後來有憂鬱症者，考慮年齡、性別、社經、文化因素外，進展成輕度知能障礙風險亦提昇。若基因含有E3-E4或E4-E4，風險也相對提高。

阿茲海默症初期，患者有多種人格異常現象極普遍。冷漠佔百分之四十七，抑制力降低、易怒則爲百分之三十五。輕度知能障礙者，百分之七十三態度冷漠。嬌瑟琳八十二歲，一年前被診斷出阿茲海默症，其「簡短智能測驗」得分二十四。可自理生活，但覺得一個人過日子沒意義。雖然女兒每天去探望她，會與公寓左鄰右舍打招呼，出外散步、購物時會遇見熟識。女兒建議她去參加老人柔軟體操（她去過三年）、老人俱樂部、邀請對面鄰居來喝下午茶、參加一日來回旅遊，她卻回答：「有什麼用呢！」

根據研究，阿茲海默症的諸多人格異常現象，在輕度知能障礙者身上就可偵測出。阿茲海默症初期，患者會有譫語、幻覺精神障礙。病情越重發生率也相對增加。輕度知能障礙者常常會情緒變化、心情不佳，且有時候會有幻覺、譫語現象。

煩躁不安通常被認爲阿茲海默症後期的症狀。但是輕度知能障礙者有時也會有此現象。根據研究，約三成至四成的患者會煩躁不安，阿茲海默症初期的患者則增至四成七。

我的燙髮師一星期兩次，到里昂南部遠郊一家養老院替住院者剪髮、染髮、燙髮。她注意到住院者七成有失智現象。有些無法靜坐椅上讓她染髮，摸她的道具，或要起身走動，打開走廊上的每道門。具侵略性及危險性，試著找東西向別人投擲。尖的梳子和剪刀須好好地收起來。她們語無倫次，無法與她們溝通。不斷重覆同樣的字或同一句子。會說侮辱人的話，隨便亂罵人。由於她們動作突然，讓人難以預料，美髮師在此情況下工作難免有壓力，她希望住院者能受到較多監視。

法國目前約有三百萬輕度知能障礙者

逾六十五歲的法國人口是一千萬，其中三百萬人蒙受輕度知能障礙之苦。加上抱怨智能變差者，數目則增至六百萬人，換句話說，數字極龐大。逾六十五歲者超過半數抱怨認知變差。但是在這些埋怨記憶力不行，依照年齡的智能評估正常者，有些已經有阿茲海默症臨床前徵兆的大腦損傷。

知能障礙初期就會去求醫者，是因爲病人在日常生活中感到不適。但醫生不易下診斷及預測未來病情。惟有病情進展後，才能對當初的多種假設下診斷。但是抱怨認知變差，本身就含有發展成阿茲海默症的風險因素。

「輕度知能障礙」概念，集中在抱怨認知變差，它在門診極重要：家庭醫生可偵查出，它是臨床概念。雖然當今治療方法有限，但是採取醫藥和非醫藥（刺激腦力）兩種方式雙管齊下，是目前面對阿茲海默症可行的預防態度。

失智症的鑑別診斷

當病人抱怨智能變差或行爲舉止有所改變，神經心理測驗評估後，須區別無障礙的抱怨、無失智的知能缺陷，和有進展成失智風險的輕度知能障礙。

傳統上失智症的鑑別診斷，以憂鬱症與神智混亂（confusion）爲主。由於最近幾年失智的詳細分類、失智與憂鬱症、神智混亂之間關聯的發現、較早診斷等，此問題已大幅改變。早期診斷出阿茲海默症，醫生面臨失智主因的兩種情況：抱怨但無知能缺陷（典型的功能抱怨），及不符合阿茲海默症診斷標準、不妨礙日常生活的輕度知能缺陷。依據最新的資料，這兩種情況須做病因診斷、追蹤及特別的就醫。

詳細的神經心理測驗評估結果，顯示既無缺陷亦無行爲異常。通常是病人自己抱怨，尤其是記憶力減弱。實際上，可能是六十歲之後，焦慮症狀、憂鬱症或人格障礙造成的心理因素。有時候可能原因不明。若無神經心理障礙則可放心，但爲愼重起見，最好繼續做臨床和神經心理追蹤；尤其是無焦慮、憂鬱症障礙或人格障礙時。事實上，這種知能抱怨發展成眞正知能缺陷的風險輕微。

失智症、憂鬱症與神智混亂之區別

(一)在於以何種方式發生（例如神智混亂是急性的）。

(二)重要缺陷——失智症：記憶力；神智混亂：導致神智遲鈍、思想猶豫不決的注意力缺陷；憂鬱症：情緒障礙。

(三)相關症狀：精神活動（activité psychomotrice）、行爲障礙、幻覺、妄想。
(四)進展狀況：神智混亂與憂鬱症可恢復。
(五)新的發現：失智症、憂鬱症與神智混亂相關聯。

2 常被忽視的老年憂鬱症

憂鬱症是逾五十歲最常見的精神障礙。發生率介於百分之十五與百分之二十之間。五十歲至七十歲憂鬱狀態增加原因，是此期間個人的家庭與職業產生鉅變。

醫界擔憂罹患老年失智的趨勢，掩飾憂鬱症之診斷，診斷不足意味無法對症下藥。或是診斷出來，但治療不當。長期下來導致病患無法獨立生活，生活品質下降，得病機率增加，亦提高自殺風險。

老化、憂鬱、絕望是老年人的三種心境寫照？

對一般人而言，下列情況令人沮喪：

——因退休而改變社經地位

——親人過世（成爲鰥夫或寡婦）
——健康惡化須住院
——耳不聰、目不明、身體衰老
——須進入養老院

與社會孤離及生病是憂鬱症的溫床。逾八十五歲者（或逾六十五歲入院者或住養老院）至少一成有嚴重的憂鬱症，輕微的憂鬱症狀則介於百分之二十五與百分之四十。無法抗拒的老化現象本身就令人沮喪，大多數的人沒有足夠的內在資源來應付病痛，或面對失去配偶、經濟問題、照顧殘障或久病的配偶、週期病、本身殘障無法完全自理生活等。

有些成年人得過憂鬱症，治療過也度過難關，但到了六十五歲之後碰到人生難題，身體、心靈皆較脆弱，精神堤防較易崩潰。

艾蜜莉一直過著獨立自主的生活，八十二歲的她住在巴黎南郊。平時種花蒔草、玩塡字遊戲、看文學作品，雖然丈夫過世數年後的空虛無法彌補，然她過著平靜、愜意的日子。突然一個奇異的早晨，她竟然忘了自己的名字，也不知怎麼準備早餐。更糟的是不曉得如何關掉瓦斯，試著吹熄瓦斯的動作，令其女兒驚恐，怎麼行之數十年的習性，竟然記不得……

「我從未想到這種事會發生在我身上，」艾蜜莉慢慢恢復常態，「眞糟糕竟然會忘記自己的名字，我感到羞恥。甚至我的曾祖母在我這種年齡，比我還健在。」她認爲度過一場「混淆」、一種「衰退」，尤其是「成爲別人的負擔」。無法自主令她受不了。於是只好睡覺，「至少我不會想到」。

阿茲海默症？老年失智？她被診斷出「憂鬱症」，在醫生建議下，她進入老年專門科醫院居留一段時期。

老年憂鬱症常被忽視

老年醫學專家、精神科醫生及神經內科醫生皆一致認同，老年人口的憂鬱症常被忽略，原因何在？第一：一般人甚至醫生經常認爲年紀大比較會悲傷，尤其是過了八十大關，把它視爲正常現象。此病理學的主要症狀被平凡化。第二：礙於羞恥、怕打擾，老人不敢自發性地談論本身的憂慮與煩惱。

此外老年憂鬱症的特徵有時不易被診斷，例如心中苦楚較少以無罪惡感的方式表達，而憂鬱症的主要症狀：動作緩慢、不愛與外界接觸、與現實脫節等，時常被誤認爲與年歲高有關，或身體病痛引起。精神錯亂、易怒、對什麼皆不在意、飲食不當、思想悲觀、想臥床不起、好挑剔等不同症狀，靜悄悄地上身。故有時數年之後才被診斷出，後果是病患沒有妥善的醫療。「都市中有四成的老年憂鬱症沒被診斷出，有兩成沒對症下藥。」一位老年科醫生證實，不少醫生時常開鎮定劑或止痛藥而已。

醫治老年人的醫生應主動尋找憂鬱症的構成因素

所有醫治老年人的醫生（在法國包括家庭醫生、個人的指定醫生），皆應該主動尋找憂鬱症的構成因素，勿等待病人告知症狀才下手。

面對老年憂鬱症的諸多症狀，一般人很容易感到束手無策。就好像老年意味昏聵、悲傷、失智、嘀咕。醫學界一致認爲，老年憂鬱症非致命傷。事實上眞的也不是那麼嚴重，藥物加上心理治療雙管齊下，三分之二的病患會完全痊癒。有時候甚至有驚人的效果，一位舉止怪異、緘默和發狂言的八十歲老翁，竟然奇蹟式地走出陰霾，令他的主治醫師嘖嘖稱奇。

「憂鬱症的治療成果令人鼓舞，再來就是讓家庭、社會，甚至醫界人士對此症症狀、效果敏感。」巴黎聖・安娜（Sainte Anne）心理障礙與老化評估中心負責人，迪依・加樂達（Thierry Gallarda）特別強調。如此一來病患可得到妥善的治療，趕上和歐洲其他國家相比之下法國的慢步調。對這位專家而言，老年人的憂鬱症是公共衛生的大問題，尤其是老年的自殺人口僅次於青少年。

留意、觀察家中老年人是否驟然改變行為、性格

家中老年人若驟然改變行爲舉止，家人可觀察出。肇因很多：跌倒、家庭糾紛、孤獨、財政困難、與鄰居不睦、配偶過世、退休等，一件微不足道或重大事件，一粒沙就足以搞亂老年人的情緒，而導致多重病態、惡性循環，故須特別留意。

我一位法國女友的父親，退休那一年因突然生活沒目標，精神不振達數月之久，又不敢去看精神科醫生，怕被視爲瘋子。在女兒堅持下才去就醫，服了抗憂鬱症藥物之後，情況才好轉。她母親則是小小事件就看成事態嚴重，煩惱叢生，常常唉聲嘆氣，無法接受老化事實。

老年憂鬱症的特別症狀如下：

——情緒不穩、具侵略性

——身體不適、神經衰弱

——做事不帶勁、無聊、內心異常空虛

——退卻、孤立自己

——精神混亂

——無法獨立生活

——記憶障礙

——覺得活著沒意思，計畫自殺，自殺成功

每個人可試用簡短的老年憂鬱症測驗（Mini Geriatric Depression Scale）

(一)你是否經常感到洩氣及悲傷　是＊　否

(二)你是否覺得生活空虛　是＊　否

(三)你大部分時間是否快樂　是　否＊

(四)你是否覺得你的情況絕望　是＊　否

計分方式爲有星標的答案是一分。總分是零的話表示沒問題，若分數越高，意味得憂鬱症的可能性越高，須做進一步的檢查。

若以往得過憂鬱症或有家族病歷，應該就醫。週期病痛、新陳代謝障礙、腦震盪、耳不聰、目不明、某些藥物治療等，會引發憂鬱症症候群。除了醫治上述症狀外，也要對憂鬱症下手。

一旦被診斷出，應立即對症下藥，避免多種病症，改善患者生活品質。醫生詢問病患時須追蹤是否有自殺風險，若家人無法提高警覺，照顧病患定時服藥，就怕老人眞的去自殘。厭食、悶悶不樂、狂言妄語皆是警訊，入院是當務之急。

憂鬱症病患提高罹患阿茲海默症風險

雖然憂鬱症候群與失智症候群症狀不盡相同，前者屬於後者初期臨床表現，失智症過程經常發生的憂鬱症，引起專家關注兩者之間之關聯，相關文章陸續被發表。縱使使用抗憂鬱劑之後情況有所改善，但不該延誤診斷失智症。

失智症患者會有憂鬱現象，專家不再認爲是對失智症之反應，而以膽素激導性循環（les circuits cholinergiques）受到影響，導致情緒不佳來解釋。憂鬱症加上失智症使認知功能惡化。治療憂鬱症應使病患享有某種程度的自主，雖然其知能缺損。

六十歲之後得了憂鬱症候群的患者，若之前從未有此徵兆，且伴隨嚴重的知能障礙，應該做智能評估。縱使憂鬱症已完全痊癒，亦應繼續提高警覺。最近研究顯示，此種病患群罹患阿茲海默症的風險極高，即使當初智能評估屬於正常。目的是越早診斷出，越能在初期對症下藥，裨益病人。

老人憂鬱症源自腦血管病變，引起白質損害的假設被肯定

法國的一群醫生借助MRI，顯示大腦白質損害面積與老人的憂鬱症有直接關聯。醫界上首次腦血管的病變假設及預測理論得到證實。

巴黎一家醫院一組法國醫生於二〇〇七年十一月初顯示，衡量憂鬱症狀或以往有過此症狀皆會在大腦白質留下痕跡。他們研究年齡逾六十五歲者的MRI，結果證實憂鬱症期間或之後，白質損害部位明顯增加。

此項發現絕非偶然，數年之間此團隊專研腦血管因素與失智風險的關係。研究醫生的報告指出，偏向腦血管病變與憂鬱症的關聯可信度越來越高。白質損害形成大腦血管病變損害爲最常見之反映。此成果在《生物精神病學》刊載，展望研究波爾多、第戎、蒙貝利耶三大城，對象爲一千六百五十八位年紀在六十五歲至八十歲之間，研究時期是四年。

開始時，以前得過憂鬱症者被記錄下來。研究期間發生的憂鬱症及服抗憂藥

亦被記下。當初亦做MRI，白質的損害部分也做衡量。

四年的追蹤篩檢後期，一千二百一十四位參與者再度接受MRI。白質損害隨著年歲增長而增加是生理現象，研究醫生證實過往罹患過憂鬱症者，白質損害範圍更擴大。追蹤期間顯示這群參與者的損害體積增加得特別快：平均約〇點六立方厘米。至於未得過憂鬱症的參與者，白質的損害現象意味罹患憂鬱症的風險提高。MRI可用來證實研究初期白質的損害體積超過六立方厘米者，與三立方厘米者相比其憂鬱症風險是二點三倍。

未罹患憂鬱症的參加者，白質損害體積較大則被認爲會得此病症的預測指標較高。

研究醫生的結論是其追蹤結果符合憂鬱症的腦血管病變假設。此假設認爲白質損害是促成憂鬱症的病原。白質損害會打斷神經傳導，或是聯繫額葉與皮質下的纖維系統將受到影響。此中斷可能會改變專司心情正常運作的路線，導致衍生憂鬱症。建議治療腦血管病變危險因子以預防憂鬱症，但研究團隊認爲尚言之過早。

3 孤獨更易導致老年失智症

根據美國二〇〇六年下半年一項調查，孤獨代表失智的重要風險因素。

法國目前有八十九萬名老年失智症患者，策劃預防此可怕疾病爲燃眉之急。諸多調查顯示，智力活動、運動、飲食控制及預防腦血管疾病可減低風險。二〇〇七年二月初美國研究員強調另一種預防方式，《一般精神病學文獻》（Archives General of Psychiatry）發表一項調查結果，建議對抗老年人的孤寂，不僅是對抗此病之利器，亦可使其晚年生活更快樂。

芝加哥魯希大學的孤獨感調查

芝加哥魯希大學（University Rush of Chicago）一個工作團隊，在四年內調查八百二十三位，平均八十歲的志願者參加一項老化的大規模調查，條件是參加者當初皆沒任何精神障礙，且同意過世後捐贈大腦作爲解剖研究。每年請他們塡一份問卷，詢問他們是否有孤獨感或被遺棄感，其社會孤立（配偶是否還在、有幾個孩子、孩子訪問及打電話次數、外出次數、和朋友相聚次數等），以一至四定出孤獨的弱強度。此外以認知能力測驗衡量阿茲海默症的初期症狀。初次檢查時若有此症狀者，即被排除參加者行列之外。

八百二十三位經過甄選、在四年內接受調查，其中七十六位發展阿茲海默症，九十位則由於其他原因而過世。依孤獨感的程度來分析罹患失智症風險，調查員強調，因強烈孤獨感在調查初期爲三點二分者，罹患阿茲海默症風險是指數一點三分者之雙倍。

孤獨是阿茲海默症的起因或後果？爲得到答案，專家試著調查在四年期間過世的九十位參加者，大腦解剖研究獲得蛛絲馬跡。解剖結果證實，特別抱怨孤獨者的大腦，無任何阿茲海默症的典型損害跡象，這確立孤獨感導致老年失智症，而非老年失智導致孤獨。

「根據病態生理學本身的機制，孤獨感與智能退化、發展成失智症相關聯，它不同於阿茲海默症的病理機制。」調查研究員下此結論，承認失智與孤獨關係曖昧，還須進一步分析。我們知道單身漢的平均壽命比已婚者短。至今亦以證實不婚會提高阿茲海默症之風險。孤獨感本身即是一種風險因素。我婆婆的神經內科醫生說孤獨對任何人都不好。老年人各色各樣的孤獨情況則更嚴重。

法國慈善機構集團對抗孤獨大調查

二〇〇五年十一月至二〇〇六年三月，法國慈善機構集團針對五千名逾六十歲者實行「對抗孤獨」問卷大調查，及對兩百名介於七十九歲至八十三歲進行九十分鐘的交談。

調查結果顯示，老年人獨居比例是一九六二年的三倍，由於三代同堂遞減，逾七十五歲女性五分之四獨居，男性則是三分之二。諸多因素助長三成一比例逾六十五歲者的強烈孤獨感，比例隨年齡而提升。孩子遠在他方、害怕被遺棄、需要時無人可依靠、財力不足、健康不佳而無法外出等重要因素，構成孤獨感。

法國目前逾六十歲的人口是一千兩百七十萬，其中四百三十萬獨居，女性佔四分之三。六十幾歲有一成八獨住，七十幾歲是三成，八十幾歲則逾四成。所謂孤立是客觀的概念，可依下列標準看得出：獨居或沒什麼人來看他，很少人際關係。至於孤獨是主觀意識，個人感覺被拋棄，若心理悲傷且伴隨痛苦每天過日子則更難忍受。

老化的三個階段

這項調查研究闡明兩種隔離情況：經濟因素，它不是老人的獨特例子。逾六十五歲者僅有一成至一成二的老人自認爲有財務困難。六十歲至六十五歲的比例較高，且有增加的趨勢，手頭拮据意味強烈的孤獨感。另外一種隔離直接與年齡相關，漸漸地、無可避免地，老化令人孤立。後來因配偶及親人辭世，健康出了問題、惡化，無法獨立自主地生活，人際關係慢慢減少，這些因素砌成一道孤獨的牆。瑪莉八十二歲之前，會搭公車到里昂市中心觀賞「認識世界」影片。後來因重聽惡化，會有暈眩、失去平衡感，從此不再乘公車，生活活動範圍只限於居住社區。

問卷分析結果，可歸納出三個階段，在七十九歲至八十三歲之間這個中間年齡；之前，人們還覺得不怎麼老，至少感覺如此，體力與智力沒問題，較不會有孤獨感。八十三歲之後，逐漸進入所謂「大年紀」。在這兩個階段之間，則發生生活方式的大變動，很多人失去另一半。此時精力會開始走下坡。

行動方便意味可享受自由，無電梯的公寓、沒長椅的街道令老人不愛出門，限制與他人接觸的機會，孤獨感加重挫折感。

家庭人口多寡亦是決定性因素：九成以上的受調查者有家人；其中三分之一時常或常常感到孤獨。至於沒有家人的，超過半數感到孤獨。當然隨著年紀增長，親人會越來越少。

受調查者強調其家人的「特別角色」：他們可做任何要求，拜訪、交換各種主題（無話不談）、服務、救急。泰瑞莎六十歲時先生過世，她在里昂郊區已住了三十年，也結交一些朋友。但她打算賣掉房子搬到巴黎郊區，因哥哥一家人住那兒，兩位女兒也在巴黎工作。里昂的幾位好友不解爲何要離開熟悉的生活環境，泰瑞莎向他們解釋，等我老年時若三更半夜有問題，不好意思打擾朋友，家人就不太一樣。

屬於一個團體或參加一個俱樂部，可多多少少排除孤獨感。女性比男性更熱衷於此；大致說來，五成七的女性喜歡在家接待家人、朋友或外出，男性則是四成七。年紀越大，參加俱樂部比例隨著遞減。六十歲至七十八歲有六成六，七十九歲至八十三歲有四成六，逾八十三歲則是三成七。

如何對抗孤獨

孤獨以各式各樣的面貌呈現。以「互助及對抗不佳情況」爲宗旨的八個協會，根據調查結果提出幾項對抗孤獨的建議：

——與其替老人承擔，不如與他一起做，避免擔當一切，多聽聽他們的心聲。

——加強個案處理：健康情況、孤立、孤獨關係複雜，居住地區的「互助協會」該利用就近醫療資源，視每個人的情況給予協助。我們住宅區附近就有這種協會，婆婆乳癌開刀後，其醫藥保險聯絡此協會，提供免費的做家事服務。

——擴大與鄰居的關係：「遠親不如近鄰」，老人常會自動發展此策略。我家對面的八十歲鄰居，見我路過她家門前，就會和我聊上幾句：如去露天市場買些什麼，她的健康狀況，她的女兒、外孫近況，星期天去哪裡散步等話題。

——鞏固社會資源：「生涯規劃」是要終生進行的，一生建立起的友誼、人際關係，老年時更需要配偶之外的老伴，以分享出遊、聚餐、運動的樂趣。「快樂老年」三大法寶：健康、金錢、老伴（友伴），老伴是一張珍貴的王牌。八十三歲的仙紐漢女士一生未婚，工作時及退休之後，每年暑假隨旅行團出國旅遊，一直到七十五歲才改在法國做兩、三天或一星期之旅。她皆與三位女士同行，其中一位是她的同事、一位是其近鄰、另外一位住在鄰近城市。退休後，舊同事住得較遠，平時以書信或電話聯絡；每個月與住在鄰近城市的女伴見面一次；至於近鄰每星期至少見面一次：喝下午茶聊天、打牌。這些女伴使她的退休、老年生活較不單調。

——提倡代代之間的溝通：使用電腦以伊媚兒與晚輩溝通、縮短距離、促進情感。七十三歲的朱利安為了與遠在澳洲工作的外孫保持聯絡，特地去學電腦、買電腦。「秉著學習永不嫌遲」的原則，他十分慶幸借助於新科技，知道外孫在國外的生活點滴，進而對澳洲的政治、社會新聞、旅遊資訊也格外感興趣。

此項大規模調查的最大收穫是，對眾多獨居的老人而言，接受調查、表達己見意味其存在。談到自己及與他人的關係，即確認其身分，且加強其自尊心。

老年人的孤獨無奈感視每個人的個性而定。我婆婆沒特別嗜好，打理三餐、簡單家務事後，有充分時間，若天氣晴朗，她會外出散步一小時至一小時半。雖然外子每晚去探望她，但她白天沒說話對象，覺得話都不會說了。自從我介紹、鼓勵她去我們社區老人公寓一星期午餐兩次，她變得較開朗。與她共餐者是八十幾歲的老人，其中一位帶她去參觀房間，另外一位送她一瓶我婆婆故鄉的名酒（他最近去那裡旅行）。九月下旬開學之際，每星期五下午，婆婆會去住家附近社區中心觀賞為老年人播放的幻燈片解說。一星期三次外出紓解婆婆的無聊感。

我曾與對面、斜對面年齡與我婆婆相近的女鄰居，及一位我認識的八十二歲半女士談到老人公寓午餐及看幻燈片活動，問她們有沒興趣，她們認為沒必要，因為在家皆有事做，喜歡自己做菜等理由。

四位獨居老人的不同例子

法國中部山區一個一百七十人口的村落，九十歲的妮娜得天獨厚，耳聰目明、身體硬朗，七十年前就開了這家咖啡館兼飯店，早上七點、冬天則是八點就開店，數十年如一日。她的拿手菜燻肉片炒蛋、大白菜釀肉遠近馳名，掌廚、上菜服務、洗碗皆由她一手包辦。她的記憶力及精力充沛令人嘖嘖稱奇，村落重要事件、節慶日期如數家珍，村民的生日、忌日她皆記得，她自認為有天賦。由於現在年歲大，要在飯店用餐須事先預定，她要求顧客自己帶麵包來，因村莊沒麵包店，食客不超過十五人。飯店套餐才十二歐元，物美價廉。喜愛與顧客聊天是其養生之道。她熱愛翻閱世界名人顯貴雜誌：一位在她飯店駐足過、曾是法國大亨女兒婚禮座上客的女士，寄來婚禮菜單；另外一位珍惜她獨特飯店的顧客，寄來一張法國富豪的親筆簽名照，妮娜把它安置在廚房，天天觀賞。

蜜海爾八十五高齡，一個人住在巴黎十七區偌大的公寓，不良於行，但不願住進養老院。她找到一個解決辦法，透過一家機構篩選一位從省區（對法國人而言，除了巴黎地區外，其他地區皆稱爲省區）來的女大學生，與她同住，使其享有寬敞的房間，且可使用廚房。唯一的限制條件是晚上最遲七點須回到公寓。老人有人陪伴（尤其是晚上），女大學生可節省巴黎昂貴的房租，雙方互惠，一舉兩得。

七十年代初期，我剛來法國求學時，到波第葉（Poitiers）住進一位貴族後裔八十二歲老太太的家。她提供我房間及早餐，我天天沖浴，她說何必呢，浪費水！我偶而替她買碎牛肉及一星期一次的《歐洲皇家貴族週刊》。主要是陪伴她，因一星期另外有一位女士來打掃及購物。我中午和晚上和一位中國女友在大學食堂用膳。她有點駝背，不常外出，偶而有幾位女伴來玩紙牌、喝下午茶。住在附近的兒孫不常來探望。我學期末要搬去巴黎，老太太特別煮了一頓豐盛的午餐，且拿出銀製餐具，還開車送我去火車站，令我感動不已。

蕾歐妮九十二歲，一個人孤單地住在巴黎一間溫暖舒適的公寓。丈夫於十年前辭世，留給她一半的退休金，生活還過得去。她的日常生活一成不變：打毛線、看電視（有時候新聞報導員的熟悉面孔竟成了好朋友），尤其是等待，這位打扮穿著得體的老太太迫切期待幫傭來臨，這是她一天中唯一可說話的時候。她住四樓，樓梯間傳出聲音時，她感到害怕，晚上，她無人對談。她幾個孩子皆不住在巴黎，也不常來信。蕾歐妮孤立的例子並非特例。

4 勿低估高血壓老年患者的知能障礙

人口老化，世界上失智人口將從目前的兩千五百萬增至二〇四〇年的八千萬。傳統上，人們區分兩種失智症：神經退化導致最常見的阿茲海默症，及血管性失智。事實上，根據諸多神經病理學的最新研究顯示，許多失智症並非僅是神經退化或血管病變，兩者區分並非那麼明確、顯著，而是併發這兩種症狀，亦稱爲阿茲海默症伴隨腦血管病變。研究強調血管因素，尤其是高血壓對智能退化的影響。

高血壓與智能退化的複雜關係

認知功能與血壓的關係已成爲諸多研究目標。流行病學研究依據使用方法、一次或長期追蹤、調查人口、評估智能方式等，而有不同結果。

長期追蹤研究最能提供資訊，因它研究週期高血壓對智能功能的影響。其結果相符合，大多數研究顯示高血壓與智能退化之關係。

(一)尤其是，中年時期的高血壓，是未來智能退化的重要預測指數。高血壓不僅提高智能退化風險，亦增加所有類型失智症風險。七十歲時量的血壓，與九年至十五年之後失智影響（血管性或阿茲海默症）已被證實。

(二)反之，有失智現象時，血壓可能會降低。並存多種疾病、營養缺乏或是大腦額葉前部退化性損害（調整血壓系統失調），可能促使失智病患血壓降低。

(三)相反地，阿茲海默症病患，若有高血壓，智能退化會加速。血壓與智能關係並不單純，而是十分複雜。長期的高血壓將促成智能退化，及導致失智症。但發生阿茲海默症及症狀惡化時，血壓會降低。

治療高血壓藥是否可預防智能退化？

抗高血壓藥預防智能退化和失智症效果如何？觀察研究及抽樣調查皆有評估。

大多數的觀察研究顯示，抗高血壓藥對智能有保護作用。許多針對逾七十五歲智能退化和失智症的研究結果指出，服抗高血壓藥者與未服藥者相較，前者智能退化和失智症風險減低不少。

六項抽樣調查結果，兩項因調查方式不當，故沒具體結果。另外四項追蹤期間從兩年至四年半，結果顯示服抗高血壓藥有肯定效果。研究員強調鈣對抗劑（Inhibiteurs Calciques）比血管張力阻斷劑（Bloqueurs du Système Rénine-Angiotensine）較具潛能效果。諸多研究顯示，ICA（Inhibiteurs Calciques）加上IEC（Inhibiteurs de l'enzyme de conversion）雙治療，效果最佳。

另外一項大規模研究評估抗高血壓藥對不同認知功能之影響。十六項抽樣調查包括一萬九千五百零一人。結果顯示服抗高血壓藥者，其簡短智能測驗成績有明顯改善。治療對即時記憶力和短期記憶力效果好，對執行記憶力卻無明顯效果，意味抗高血壓藥對不同認知功能效果不同。

血管損害和神經退化損害之關係

高血壓改變了血管的血液流量，及大腦的新陳代謝。知能障礙可能是局部缺氧損傷，或微血管病變引起大腦白質長期缺氧。血管損害加上神經退化損害，導致阿茲海默症提前發生，達到診斷門檻。

許多研究發現，高血壓、白質損傷和知能障礙有密切關係。並且，大腦微血管病變可能會改變血腦屏障（la barrière hémato-encéphalique）正常運作，導致形成澱粉樣斑塊的B澱粉樣蛋白累積沉澱，B澱粉樣蛋白助長血管內壁細胞產生過多的自由基，促成神經細胞滅亡。

流行病學的堅固論據，闡明高血壓與知能障礙的關係。但還須做進一步的抽樣調查研究，評估服抗高血壓藥對智能退化和失智症的影響，尤其是年紀極大病患，或已有輕度失智症這些高風險族群。逾七十五歲高血壓患者最好做簡短智能評估，以觀察病患是否定期就醫服藥。

預防

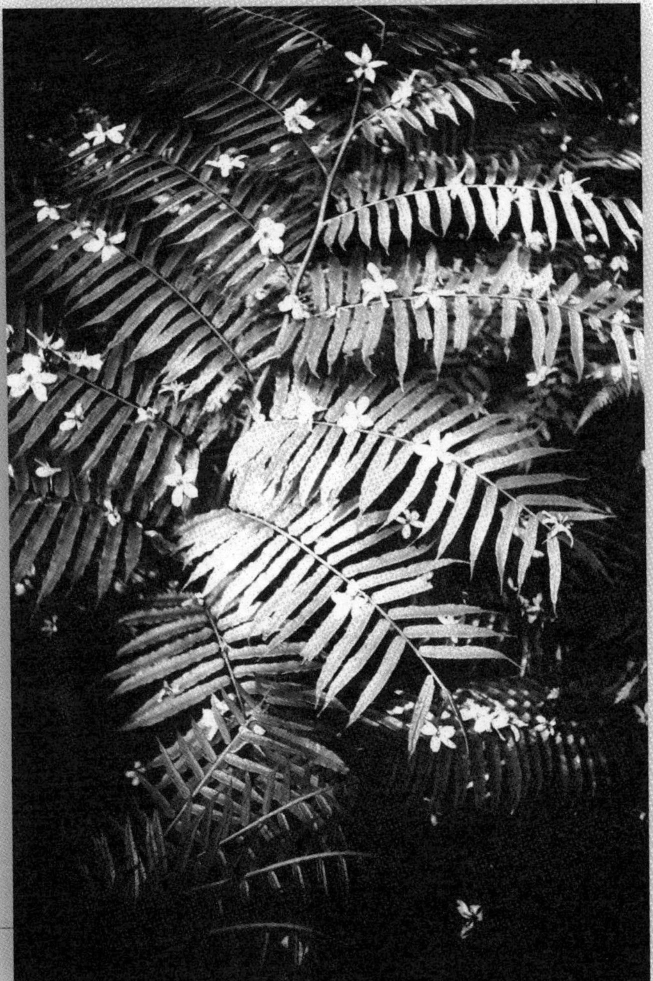

1 如何預防

從記憶力變差、喪失，到失智，需要好幾年的時光。對於個人的遺傳因素我們無能爲力，但我們可以從生活習慣方面著手。就像二十幾年前有關心血管疾病的預防，最近幾年有關阿茲海默症的研究調查顯示，一生中皆可預防、降低風險因素，維持大腦活力至壽終。

控制血壓、體重、膽固醇

根據美國心理學協會（American Psychological Association）二〇〇五年最後一期的刊物《神經心理學》（Neuropsychology），排除年齡因素，高血壓本身就會導致認知變差。血壓會隨著年齡增長而提高，逾六十歲者約六成血壓高。但是多數「隱形的殺手」沒被完全控制好，服藥的高血壓老年人約四成血壓還是偏高。

這項研究的結論是，極多數血壓不正常的老年人智能將加速退化。尤其老年人的血壓較難完全控制、治療。

藉著神經系統和血液循環，我們器官的神經元交互作用。我們了解爲何高血壓不僅提高血管失智症風險，發展阿茲海默症風險亦攀升六倍：大腦微血管硬化導致不良灌溉，大腦氧化不足當然較易致病。

「一個人四十歲至六十歲期間的血壓，決定他七十歲之後的大腦狀況。」是法國對抗高血壓委員會，於二〇〇八年十二月十六日「全國預防高血壓活動日」傳遞的訊息。它以此主題展開活動，針對逾四十歲者，分發「治療高血壓即保護我的頭腦」小冊子，或在網站諮詢有關資料。

高血壓導致腦中風，在法國死亡因素排名第三，卻是殘障主因第一名。根據法國一項研究，十八歲至七十四歲高血壓盛行率約三成一，卻有半數患者忽視本身高血壓現象，兩成高血壓患者沒就醫。至於服藥者，四成九血壓沒被控制好。根據另外一項研究，逾六十歲者，高血壓盛行率男性比女性還要高。高血壓可預防與治療，趁早診斷與對症下藥，是預防失智症的最佳利器。

膽固醇過高、中風、肥胖、嚴重的糖尿病、腦震盪（尤其五十歲之後），聽力和視力障礙減低吸收外來資訊及智性刺激，皆會使大腦變脆弱。

飲食均衡

自由基會損害腦神經元，反之富維他命E、C及Oméga-3（ω-3）的抗氧化食物，則有保護作用。多魚少肉，一天吃五種果蔬，控制卡路里攝取，但不要節食或跳過一餐。食物多變化，每樣皆吃少量。採取正確的飲食習慣，並非剝奪餐桌樂趣。自從三年以來我改變飲食習慣，早餐增加一、兩種水果；午餐、晚餐增加蔬菜份量、減少肉類，一星期吃好多次魚。記得以前住在斗六家裡時，每次餐桌上皆有魚。我服維他命A、C、E、硒（Sélénium）、鋅（Zinc）食物補充劑（同一粒，一天一粒）兩個月；停兩個月，然後再服兩個月。Oméga-3則早晚各兩粒。

勤動筋骨

我們的祖先須出外狩獵、覓食，體力活動旺盛。現代工業消費社會，人們傾向攝取過多的食物，尤其是脂肪類、精製甜點，卡路里超過每日需要量，加上不運動，於是百病叢生。「人生過了四十歲要爲自己的身材負責」，因新陳代謝變得緩慢，產生較少的肌力，但屯積脂肪，故中年發福，身材走樣。爲了身體健康及美感，日常生活應該勤動筋骨，維持手腳靈活。不希冀恢復年輕時的苗條身材，或擁有明星撩人的姿影。明星的身材是其資本、賺錢的工具，我們不必做到那種地步。因那要付出超人的努力，且常處於半飢餓狀態。

有一位五十五歲的男士，去看醫生尋求長壽之道。醫生問他：「喝酒嗎？」「不！」「抽菸嗎？」「不！」「縱慾過度嗎？」「不！我已離婚數年。」「有運動嗎？」「一星期上五次健身房。」「飲食過量嗎？」「不！控制得當。」醫生回答：「那麼你活那麼久有什麼樂趣可言！」

一般人若沒機會或不想上健身房，則可不分年齡每天輕鬆踏步走，隨時隨地可提高身體的活動量，且不必花錢。一項研究六千名逾六十五歲女性的步行習慣，結果顯示每天多走一點六公里，認知衰退及記憶力喪失風險可降低百分之十三。

大腦永不退休

我們知道失智症的症狀未出現數年之前，大腦的損害已經發生。在某種程度上，大腦似乎能夠補償部分毀壞的組織。

根據重慶一項詢問逾五千名逾五十五歲的老年研究，結果顯示，從事智性休閒活動者，其認知障礙比滿足於看電視者低於百分之二十。腦力活動須是伴隨樂趣才能發揮效果。

預防心理老化的良藥是：保持諸多活動、嗜好、人際關係和樂趣。它們有助於長壽、活得更快樂。單調無味的生活、沒好奇心、無刺激性的智力活動，會導致昏昏沉沉，活得不帶勁。

不要以為退休就是無所事事，雖不再於職場打拚、馳騁，但該退而不休，過另外一種生活方式。根據多項研究，許多人退休後第一年得了憂鬱症，甚至死亡。

根據美國一項調查四百六十九名七十五歲至八十五歲住在養老院，追蹤五年一個月的研究，調查於二〇〇一年結束。初期評估他們參與休閒活動的次數，包括智性與體力，研究期間定期評估，衡量標準是每天與一週的活動次數。

追蹤期間一百二十四位呈現失智症（其中六十一位阿茲海默症，三十位血管性失智，二十五位混合性，八位其他方式）。就休閒方式而言，閱讀、玩紙牌、跳棋、舞蹈、彈一種樂器等，被認為可降低失智風險。換言之，智性的活動（每天多於一種活動）減少百分之七阿茲海默症風險，及可能失智百分之零點九三。三分之一每天從事十一項以上活動者，其結果較明顯，失智風險比起少活動者，低於百分之六十三。或是每星期玩四次填字遊戲，比起只有一次者，失智風險降低百分之四十七。

研究員注意到體力活動的影響，較沒那麼強烈。當然也要考慮測試者的年齡、性別、教育程度、是否有慢性病及測試初期的智能。

有三種可能的解釋，第一，未有臨床症狀的失智會妨礙參與休閒活動。記憶力退化在被診斷出失智症之前七年已悄悄開始。因此測試初期被診斷出失智症者，就不會參與調查研究。第二，休閒活動減少，在認知測驗變差之前可能就是一種早期的失智標記；或是載脂蛋白E（apoliprotéine E，縮寫爲APOE）的遺傳性型沒被考慮到。第三，參與啟發智能的活動，似乎眞正能減緩智能退化過程。

另外一種補充解釋是「智能儲存」，擁有豐富的智性資源，能夠掩飾、彌補失智症初期的大腦損害，而延緩症狀之發生。

頭腦體操有助老年人保持認知敏銳

美國醫學協會刊登了一個新報告。這份研究發現，時常來一點頭腦體操，其效果可長時間維持下去，且較一般人的頭腦敏銳，可讓開車、記帳、購物與準備餐食等，隨年齡增添而挑戰度升高的日常事務，處理起來容易得多。晚年參與頭腦體操計畫的人，可長期受益。

參與研究的志願者，做了一些解決問題與增強記憶的柔和訓練，時間都不超過十八小時，但效果在短期內相當顯著。追蹤測試顯示，心智狀況的改善，足以讓年紀較大無失智症者，對抗認知衰退。五年後，這些志願者表示，他們仍維持記憶、解決問題技巧與處理資訊速度的敏銳心智能力。此外，接受訓練的老人家，處理簡單心算、找電話簿號碼等日常瑣事，遭遇的困難與未受訓練者比起來較少。

研究結果顯示，此種頭腦體操可彌補年紀大出現的智能衰退現象，這些短期認知訓練帶來的好處，最長可維持五年。

廣交老伴，銀髮族生活更快樂充實

要成功地度過晚年，須要有三大法寶：健康、財富、友伴。年輕時女人忙著家庭、事業，男人也爲職業衝刺。女性總有幾位無所不談的知心女伴，男性的友誼比較是有相同的興趣，共同從事某種活動。

邁入五十大關，女性有更年期、孩子離家空巢期的不適症，男性也有退休後不知如何打發時間的恐慌症。退休生活規劃要提早。婉貞五十五歲退休後，一星期跳兩次肚皮舞，去爬山、泡湯、上社區大學，和往昔兒子英文班認識的媽媽，一個月上一次餐館，交換生活趣事，一年相約去日本旅遊一次。

根據一篇二〇〇五年刊載在澳洲《流行病學與社區健康日報》（Journal of Epidemiology and Community Health）的報導，擁有友伴會令人更長壽。

人際關係有助於我們的安逸，換句話說長壽，眾人皆知。但在澳洲這項追蹤一千五百名逾七十歲者、長達十年的調查結果，令人驚訝的是，長壽與家人的關係並無關聯。

十年追蹤期間，雖然發生例如像喪偶、朋友搬家等事故，友誼的益處還是持續。調查研究員的樂觀假設是，朋友鼓勵你少抽菸、少喝酒、多運動；有一位或好幾位知心友伴，能對抗你的憂鬱症，增強你的自信心，面對生活的考驗。有談心友伴可說是人生樂事。

睡眠充足是成功老化之祕訣

睡眠可說是隨著年紀較早產生變化的一種生活內容。青春期之前的睡眠品質最佳，之後就逐漸走下坡。逾五十歲之生理改變，才會讓人強烈意識到睡眠品質變差。老年人抱怨淺眠，半夜醒來多次，原因是熟睡時間減少。二十歲時平均熟睡四十五分鐘，過六十歲後才幾分鐘，故對伴侶的鼾聲、尿急、外面的干擾較敏感。

睡眠週期隨著年齡而改變，對晝夜的韻律較敏感。這可解釋老人傾向於早睡早起，很少熬夜。四分之三退休者十一點之前就寢，兩成五則在十點之前。七成五在七點之前自動醒來，約三成則更早，因生理時鐘慢慢失調之故。丘腦下部（hypothalamus）司晝夜韻律的腺體功能漸漸下降。年過四十的夜貓子，隔日晏起無法完全恢復體力。也較難適應、恢復時差。

若時常在清晨三、四點醒來，最初想到的是憂鬱症狀，或「睡眠期往前挪症候群」（syndrome d'avance de phase），外子一朋友時常於早上四、五點時醒來，他有季節性的憂鬱症，其睡眠障礙，來自作息與睡眠不符合一般社會活動節奏。阿茲海默症患者時常會有晝夜節奏混亂現象，病人半夜要去買麵包或散步，我一女友的婆婆三更半夜要去望彌撒。睡眠品質多多少少反應一個人的健康情況。

良好的人際關係和睡眠品質，可能會直接影響逾七十歲女性白氨基酸介素6（interleukine 6, IL6）比率。其比率是一個人整個身體狀況的標記。與人分享及睡得好可說是和諧老年的祕訣。

美國普林斯頓一個研究團隊，數年以來試著爲健康不佳的個人行爲及社會風險因素下定義。研究人員調查睡眠品質、其對社交生活之影響，兩者與血漿移動

（cytokine plasmatique）、I L6之交互作用。事實上，此比率在血液中的發炎因素，會隨年齡及某些像阿茲海默症、骨質疏鬆症、心血管疾病、多關節炎、某些癌症而升高。整體看來，研究一般人口顯示，I L6的比率直接與發病率、死亡率相關，尤其在老人人口群中。

此外睡眠品質似乎影響細胞漿移動循環，有睡眠障礙者比睡眠充足者較容易生病。維持良好的人際關係，似乎較不會有睡眠障礙，且身體較健康。

八十位女性同意接受驗血及評估睡眠的調查研究，平均年齡爲七十三歲四個月，受過高等教育，自認爲有良好的人際關係。結果顯示，睡眠不足的女性，宣稱其人際關係較其他人差。研究員強調，睡眠受到干擾但人際關係令人滿意的女性，其I L6的比率處於正常值。睡眠充足但人際關係有限的女性，亦處於同樣情況。

至於男性研究結果顯示，I L6值隨晝夜而有所變動，白天過度嗜睡者I L6值則提升。

研究人員指出，由於調查對象有限，結果不是絕對性，但可作爲參考。較理想的是，加入心理行爲測驗及徹底生理檢查的大規模研究。

根據美國密蘇里州聖路易市華盛頓大學大衛・哈茲曼醫生（David Holzman）

的研究團隊，其研究剝奪睡眠老鼠結果顯示，B澱粉樣蛋白聚積和澱粉樣斑塊形成加速；抑阻刺激清醒狀態的神經荷爾蒙orexine，可減少老鼠澱粉樣斑塊之形成。此現象提出有睡眠障礙的人會加重阿茲海默症之可能；睡眠充足可能減緩病症惡化速度。研究orexine的作用可做爲未來治療阿茲海默症的新目標。此研究結果發表於二〇〇九年九月二十四日*Sciencexpress*。中年時期剝奪睡眠或睡眠障礙，可能較會誘發阿茲海默症，哈茲曼醫生研究團隊的下個目標，將是研究人們睡眠障礙與阿茲海默症之關聯。

我們知道腦內B澱粉樣蛋白聚積，是阿茲海默症的主要徵兆，目前尚未完全了解它的形成因素、過程。神經元產生B澱粉樣蛋白，分泌於腦液間，它可能變形而形成有損神經元之斑塊核心。

適量攝取食物補充劑

我們知道，抗自由基防禦系統運作良好極爲重要。阿茲海默症病患其血漿的抗氧化率，總是比一般人口還要低。十幾年來的諸多研究結果顯示，老人斑塊與神經纖維纏結的氧化損害標記、氧化損害在神經退化病理學扮演的角色已被肯定。

在一項從一九九一年起追蹤一千三百八十九名六十歲至七十歲老人的研究顯

示，智能退化與缺乏硒有關。既然抗氧化功能低是得失智症的風險因素，那麼服抗氧化劑的保護作用，可延緩智能障礙之發展。法國市面上可購買的硒、鋅混合維他命A、C、E的食物補充劑，其抗氧化效果已被證實。

研究顯示，食用魚油裡Oméga-3系列脂肪酸、DHA（Acide DocosaHexaénoïque, ou acide cervonique），可用來防範阿茲海默症。DHA含量不足會提高腦部氧化壓損害和破壞神經細胞。DHA會隨年齡及阿茲海默症而遞減。

我婆婆在醫生建議下，開始服用Oméga-3。我一位朋友，一年以來覺得記憶力變差，精神不濟，做事不起勁。其家庭醫生認爲是憂鬱症，建議她先服用Oméga-3系列脂肪酸膠囊，參加有游泳池的健身房。含Oméga-3系列脂肪酸的魚油，不僅能改善記憶力，亦可讓心情愉快，控制腦細胞的發炎反應。

維他命PP（Vitamine B3 ou vitamine PP, ou niacine菸草酸）可加強認知功能，預防阿茲海默症。

一項美國研究顯示，攝取大量維他命PP（食物與食物補充劑），可大幅降低阿茲海默症風險。缺乏維他命PP會得糙皮病（菸草酸缺乏病），其症狀是皮膚病、腹瀉及失智。許多研究指出，菸草酸（acide nicotinique）可增強身體健康者的認知功能。兩項研究顯示，失智者血漿中維他命PP的代謝產物降低很多。

2 更年期的荷爾蒙治療

年過六十五大關，逾三成三的女性，僅兩成的男性將罹患阿茲海默症。爲了了解雌激素在男女差異的保護效果，幾項評估結果不相一致。

雌激素對更年期女性的認知功能效益爲人知曉。動過卵巢手術的女性，驟然停止雌激素分泌，導致聯想及語言記憶力變差，服了雌激素後，記憶力獲得改善。這些經驗使研究員著手調查，雌激素對未來發展成阿茲海默症的效果與角色。

對認知功能的肯定效果

美國四十二項研究荷爾蒙治療，對於更年期及無失智症女性記憶力及認知功能的效果評估，結果顯示此治療的正面作用。

過去二十幾年，婦產科醫生皆建議停經女性服用荷爾蒙治療，眾多婦女接受治療數年（五年至十年左右）。關於荷爾蒙治療的初期預防的一些研究，追蹤它是否降低年老女性罹患阿茲海默症的風險。後來一項包括八個研究和兩個展望研究觀察的大規模分析結果，證實服用荷爾蒙治療的女性，教育程度、社經地位較高，也較注重飲食均衡，罹患阿茲海默症風險減低百分之二十九。

一項針對美國The Cache County逾六十五歲女性的展望研究結果，服用荷爾蒙治療的時間長短，與降低罹患阿茲海默症風險有重要關聯。但是良好效果祇是對早期服藥的女性而言。

更年期初期服用荷爾蒙

在更年期初期馬上服用荷爾蒙治療，且持續十年，其風險可除以五。至於服用十年之後，其風險恢復至與男性一樣（雌激素亦降低女性的心血管疾病風險）。因此有一個重要的新論據：更年期一旦來臨，立刻服荷爾蒙最有效，尤其當雌激素逐漸減少，而造成腦神經元的損害時。數年之後治療效果則減輕，在阿茲海默症臨床徵兆未顯現之前，治療神經保護角色效果最佳。但這些觀察研究，無法免除一些側面考慮，如會使用荷爾蒙治療的女性，本身的行爲就屬於一群低風險人口。

但是另外一項展望研究結果，令人不得不對上述論據保持謹慎：二〇〇三年關於女性記憶力的健康狀況（Women's Initiative Memory Study, 簡稱WHIMS）研究，顯示治療並沒改善認知功能，服藥使得失智症機率增加兩倍：四十個服藥失智症個案對抗未服藥的二十個個案。

和以前的研究結果相比，此結果令人驚訝。然而有關WHIMS的研究，失智病例是在研究第一年出現。接受雌激素和黃體素治療的這組女性，有較多無症狀的腦中風，腦中風的現象被提及，腦血管損害加重神經元退化損害。

大多數的研究，皆把雌激素和黃體素的治療效果合併在一起。在一項觀察只服用雌激素婦女的研究，認知能力有輕微改善，而服雌激素和黃體素的婦女，認知能力卻退化。

目前，醫生不建議爲了預防阿茲海默症而使用荷爾蒙治療。停經初期雌激素開始消失時，僅服用雌激素可能會有優良效果。

荷爾蒙治療的年齡關鍵

美國研究女性健康的調查（Women's Initiative Health, 簡稱WHI），對於更年期的女性，二〇〇七年春季有一個新的論據，在美國神經內科年會被提出。它涉及罹患失智症風險及服用雌激素的益處，條件是在六十五歲之前就須開始服用。

這項研究鎖定記憶力，對象是七千一百五十三位，年紀在六十五歲至七十九歲的女性。重點在區別是否於六十五歲之前接受荷爾蒙治療。在此情況下的女性，一百零六位得了失智症或阿茲海默症。分析顯示，六十五歲之前使用雌激素，失智症風險降低五成；反之，六十五歲之後，風險則備增五成，若服用雌激素和黃體素，風險甚至幾乎是兩倍。

研究員未來目標將是，解析荷爾蒙如何在六十五歲之前，對認知功能發生作用。

美國的荷爾蒙治療與法國不一樣

更年期的荷爾蒙治療，美國使用加工（人造）荷爾蒙，法國則是自然荷爾蒙。我個人服用六年，二〇〇四年年底與婦產科醫生討論之後，決定停用。事隔數年至今，我並無任何更年期的不適症。

3 環境刺激，對抗疾病

目前大部分治療阿茲海默症藥品皆在病症初期。美國麻省理工學院大腦和認知科學系一組研究團隊，研究嚴重神經退化的老鼠結果顯示，含多種刺激的環境，可重建學習能力及恢復往昔的記憶。並且，組織蛋白去醋酸基酶（désacétylases）的抑制劑之優良效果，亦有助於神經元之間新的連結（dentrites et synapse）。此意味這兩種令人鼓舞的治療步驟，對阿茲海默症嚴重患者或其他失智症患者將是一大福音。

受過基因改變的老鼠，呈現阿茲海默症症狀，牠們接受學習測驗。一組幾星期內靜靜地被關在籠子裡，另一組則被安置在有跑步機、滑輪、梯子、每天更換不同形狀的彩色玩具等多種刺激的大籠子裡。經過十天的訓練之後，第二組老鼠比第一組提早二十秒爬出迷宮。

此經驗顯示出，有利的環境可「恢復、改善學習能力及以往的記憶力」。雖然這些老鼠大腦萎縮且不少神經元已壞死。在顯微鏡觀察下，沒產生新的神經元，但有樹突分枝和突觸的新生與再組織。「恢復以往的記憶力」是這項實驗最突出的觀察，它意味罹患阿茲海默症，記憶並沒眞正被抹煞，它只是被隔離，無法接通，它可回復。

雖然很久以來人們知道，有利的環境刺激對學習有裨益，但不太懂得其機制，研究員假設環境刺激啓動加強神經可塑性基因的輸入程序。

受過訓練的大腦，神經元某些蛋白質產生化學變化，即組織蛋白（histones）乙醯基化（acétylation）和甲烷化（méthylation），導致神經軸突及突觸的可塑性與學習能力，訓練三小之後皮質及海馬迴受到正面影響。四星期期間，在老鼠身上注射組織蛋白去醋酸基酶之抑制劑，獲得與環境刺激同樣的結果。這些研究成果爲未來的新藥劑亮現曙光。

法國的「大腦一星期活動」

法國於二〇〇八年三月十日至十六日，舉行第八屆的「神經元捐獻」活動（Neurodon），其目標是募款做爲大腦研究基金。逾一百名神經科學研究員、專家，在二十個城市參加「大腦一星期活動」。此活動源自一九九六年美國達那大腦協會（Dana Alliance for the Brain）之首創，國際「大腦一星期」在六十二個國家舉辦諸多活動。在法國，「神經科學協會」與「大腦研究聯盟」共同舉辦此活動。

疼痛、睡眠、生理時鐘、情緒與大腦、法國人與精神藥物、帕金森氏症、智能老化、社交活動、意識與大腦等，皆是這星期會議或論壇的眾多課題之一部分。甚至在學校亦會討論，實驗室也開放供人參觀。

目前逾一千萬法國人直接或間接有大腦疾病。當今我們知道，對於成年人、老人或病患，面對此複雜的器官，人們並非束手無策。十幾年前，大腦被認爲是一種固定的器官，但科學研究顯示它是一個可塑性極高的器官。此項發現導致研究刺激大腦之效果。它是二〇〇八年活動之主題。

專家們深信，預防老化與對抗大腦疾病，環境刺激之益處。「若不使用大腦才會磨損」，法國大腦研究聯盟主席強調「用進廢退」理論。故須常常刺激大腦以保存智能，例如腦中風之後，環境刺激及復健讓尚存的神經元，承擔已消失且不再生神經元之功能。

老年人的頭腦：閱讀與使用電腦

我們都知道看電視是一種被動的行爲，閱讀時大腦神經元活動情況與看電視不相同。至於使用電腦（尋找資料）呢？

根據美國洛杉磯加州大學研究員，比較老年人使用電腦與閱讀時大腦活動情形。「使用電腦比閱讀更能激盪腦力」的研究結果，被刊載在二〇〇八年十月下旬《美國老年醫學日報》（American Journal of Geriatrics）。

研究團隊讓二十四位五十五歲至七十六歲神智正常者，做各種測驗練習。半數參與者是電腦高手，其他半數則不是。他們分別爲使用電腦及閱讀兩組，活動之際以核磁共振造影，掃描錄影從事這些活動時大腦血流變化狀況。閱讀與在電腦上尋找資料導引大腦積極活動。但是研究員觀察到，使用電腦多啓動專司決定和複雜推理地帶的活動；即比閱讀時更多神經元流通。

初學電腦者的神經元流通，可隨著技巧熟練而增加。故對老年人而言，學習使用電腦猶未爲晚。

4 運動即生命

我的經驗

三十幾歲時沒特別注重養生之道。爸爸每個月的家書中，末尾常會提及運動之重要，說他每天清晨與媽媽到戶外散步一小時半。我當時未能深刻體會運動之重要與益處，自覺年輕不太關心健康問題。

年逾五十，二〇〇一年暑假回台搭機返法時，在機上初次小腿疼痛。二〇〇四年二月從布魯塞爾旅遊回來，幾天之後右小腿疼痛。同年五月在巴塞隆納赴一公園途中及在公園內，右小腿疼痛再度發作。搭火車回里昂在車廂內坐立不安，無法久坐。這一年暑期在倫敦一旅館，早上醒來右臀、大腿痠痛得不敢起床如廁，乖乖在床上待二十分鐘後，不得不起來。服消炎片希望當天右腿能正常運作。我知道服藥止痛不是長久之計。

這一年秋季，兒子想上我們家附近的健身房，我先去詢問價格。女秘書送我十五天的免費使用券，既然是免費不妨試試也無礙事。我每天散步兩次的習慣已固定，要加入健身房就須改變生活型態。

決定上健身房之後，第一年一星期上三堂游泳體操及兩堂室內課。喜歡上團體課原因是大家一起做，且有音樂助興較帶勁。覺得一個人弄器材較無聊。以循序漸進的方式，第二年才上較耗體力的Body Attack、Body Combat。第一年有幾次觀看這兩堂課，覺得那適合三十幾歲的壯年人。

幾年前在電視上看到一位八十二歲的老先生，每天從事十項運動已屆二十五年，他從軍中退休後熱衷運動，看他跑步的速度比我還要快（當時我還未開始上健身房），我恍然大悟，不是年紀問題是訓練有素的關係。在健身房上Stretching課程時，看到一位老太太有些動作比我還柔軟，問她芳齡爲八十三歲。她是二十六年前退休後開始上健身房迄今。外子笑著對我說二十年之後，我也會像她一樣柔軟、輕盈。

以前我每天帶狗散步兩、三次。狗過世後，早上和傍晚共散步兩次，體重沒減輕，上健身房後加上改變飲食習慣瘦了六公斤，腹部較結實，對鏡自攬較滿意身材，深刻體會「四十歲之後每個人須對自己身材負責」。有幸健身房離我家步行十分鐘即可抵達，可控制時間。不上健身房的日子，則在家附近河邊步行五十分鐘。

不運動的話

對任何年齡階層，運動之益處已不容置疑。它遞減心血管疾病、糖尿病、高膽固醇之風險，保護身體器官不致罹患某些癌症，控制體重，身材較苗條。運動可紓解壓力、焦慮、對抗憂鬱症。讓老年人能獨立生活，參加社交活動。改善骨質，減少骨質疏鬆症風險。

讓我們看看不運動的話，身體如何老化：

運動器官——骨骼變脆弱；肌肉及肌腱較無彈性；軟骨容易受損，關節疾病提早來臨；肌肉量減少；平衡感減低。

心血管器官——心臟功能老化，運作較差；血壓會增高；心臟功能不足。

呼吸器官——呼吸功能降低；肺臟耐力減低；較易氣喘。

神經系統——骨骼和肌腱反應減低；身體協調較差，容易跌倒。

無年齡限制，每個人依自己的需要、能力、興趣，有規律地做適度運動。除了身心愉快外，爬樓梯也較不吃力。上健身房的好處是，做些日常生活不會做的動作，例如仰臥起坐、俯地挺身等。若無法上健身房，則搭公車時在前兩站下車，步行回家或去上班。

中年以後從事運動，以預防阿茲海默症

「邁入中年之後，若每個人採取活動的生活，將提高晚年生活身心健康和智力健全的可能性。」這是一項長期調查芬蘭人之後的結論。此項研究符合中年以後適當的運動，會遠離老年失智症和阿茲海默症風險之觀念。

此項追蹤調查研究之優點是平均時間約二十一年，測試者分別於一九七二年、一九七七年、一九八二年、一九八五年被調查過一次（平均年齡是五十歲六個月）。一九九七年從這群尚活著的測試者當中抽樣調查兩千名，年齡介於六十五歲至七十九歲。一九九八年，其中一千四百四十九名再受檢測（平均年齡是七十一歲六個月）。他們回答問卷，告知一星期從事幾次會氣喘、流汗，二十至三十分鐘的體力活動。其生理風險因素，包括有沒載脂蛋白E也被研究。

統計分析顯示，每週至少運動三次，可降低罹患失智症及阿茲海默症風險。

測試者的年齡、性別、教育程度、追蹤期限、運動功能或心血管功能障礙、吸菸、喝酒等，皆被列入考慮因素。至於載脂蛋白E的影響則不太明顯。

研究團隊試問體力消耗以何種機制操作。除了對降低心血管疾病風險（高血壓、高膽固醇、糖尿病、肥胖）立刻見效外，運動本身的積極效果還是繼續存在。研究員亦提到神經生物學機制，運動啟動許多基因表現。依賴許多基因的親神經組織因子，則牽連到保持智能。動物實驗亦顯示大腦澱粉樣蛋白質之減少。

研究作者提示，中年之後從事運動者，反應一種生活方式及某種程度的社經地位，皆與降低失智症風險有關。不過此項研究有兩種限制：第一、在兩次評估期間過世者，可能較少運動，即較有失智風險。第二、測試者宣稱每週運動次數不一定完全可靠。故需要做進一步的研究。

美國一項評估六千名逾六十五歲女性的研究結果，散步習慣可保護、對抗因年歲增長衍生的智能退化及記憶力喪失。舊金山大學神經醫學家克莉斯汀·耶佛（Kristine Yaffe），二〇〇一年於費城舉行的美國神經醫學會議，發表這項研究報告。

諸多其他研究亦顯示，運動可維持老年人較佳的認知功能。

治療憂鬱症的潛在目標：基因啓動，用來解釋運動的抗憂效果

運動的好處，除了能減低腦、心血管疾病和失智症、阿茲海默症的風險外，對抗焦慮、憂鬱症效果已被確認。耶魯大學一個研究團隊，針對老鼠及憂鬱症患者做過實驗，於二〇〇七年年底解釋其機制，海馬迴的神經成長基因被啓動，此基因滋養有抗憂作用的神經成長。

抗憂鬱症藥劑約六成五有效，且須一段時期病情才會改善。此段時期意味神經元適應或恢復大腦可塑性。

此研究團隊發展出，識別海馬迴區內因運動被調整基因之技術，此區司管心情及抗憂反應。海馬迴區對焦慮荷爾蒙、憂鬱症、抗憂鬱症藥及運動（親神經組織因素及提高神經生成作用）極敏感。

研究團隊比較不太愛動的老鼠和常運動的老鼠（七天之內），他們辨別出海馬迴三十三個受運動影響基因，分析顯示，運動啓動一連串親神經組織因子信號（BNDF），它具有抗憂功效。

大腦突觸可塑性及能量的新陳代謝

受運動及親神經組織因子信號影響最大的一個基因被編號成VGF，它是影響大腦突觸可塑性及能量的新陳代謝之神經生成因素（nerve growth factor inducible），故是運動抗憂效果的最佳搭檔。被辨識出的VGF基因成爲藥劑學新的目標，研究員評估它將具有補充效果，或許甚至優於一般市面上銷售的抗憂鬱症藥物呢！

以球鞋代替抗憂鬱症劑

美國杜克大學一群研究員於二〇〇二年時，比較以慢跑治療憂鬱症和一種新的很有效的抗憂鬱症劑Zoloft。四個月後，兩組病患情況一樣，服藥並沒比經常慢跑者有更明顯的效果。服藥加上慢跑情況還是相同。但是一年之後，兩種治療方式有明顯的差別：三分之一服藥病患憂鬱症再度發作，九成二以慢跑治療者情況還是很好，比較研究終結後他們決定繼續慢跑。

杜克大學另一項研究顯示，不一定是年輕及健康者才能獲得運動之益處。五十歲至七十七歲憂鬱症病患，一星期健走三次，每次三十分鐘，四個月後就會獲得服抗憂藥一樣的效果。

老年與運動

雖然運動益處多多，但是不愛動是工業先進國家一個公共衛生問題。根據一項二〇〇二年的調查，不及四成的成年人時常運動，兩成五完全沒運動。至於六十歲至六十九歲的男、女性，在美國及澳洲一成二從事運動。當然年紀越大比率則隨之遞減。老年人不運動原因是一些錯誤觀念及缺乏意願。

爲了成功地享受老年生活，大多數的老年人應該從事運動。身體活動依個人年齡、體能、慢性病而定。可事先與醫生討論。

對於康健但沒運動過的老年人，從事耐力運動可增強肌力。至於身體羸弱老年人，有一百位平均年齡八十四歲住在養老院者成爲測試對象，一星期使用器材訓練三次，爲期十星期。結果顯示，鍛鍊過的肌肉肌力加強，肌力增強連帶改善身體功能，特別明顯的是走路步調較快、較平穩，爬樓梯較不吃力，也較會繼續運動。

加拿大蒙特利爾市維多利亞皇家醫院附屬老人看護白天居留中心，八十六位平均八十歲老年人，受惠於一個特別重新適應的完整訓練程序，內容包括輕度運動、關節柔軟運動、輕度有氧運動、遊戲活動、經常散步，一週兩天從事這些活動，平均約二十三項活動。雖然走路速度並沒加快，但完整訓練程序改善了獨立自主能力，尤其是活動力、能較快起身站立、執行日常活動能力、平衡感、步行六分鐘之耐力、站立時間較久、較能意識到身體狀況。

目前諸多研究證實，身體虛弱的老年人可從事運動，且獲得益處，獨居或住在養老院皆可。耐力活動配合伸展四肢似乎最適合，肌力增強改善獨立能力及生活品質。

既然運動益處數不盡，從事運動永不嫌遲。

對抗經常坐著之惡習

醫生對病人生活型態的忠告中，運動似乎是最難執行的。如果上班實在太忙無法抽空運動，那麼退而求其次，減少經常坐在電視或電腦之前的時間。殊不知這樣就足以限制新陳代謝疾病諸多後遺症。

根據澳洲一項分析無糖尿病的成年人，經常坐著的時間和做輕度運動，對新陳代謝症狀群組成因素之比較。最易導致腰圍變粗、凸肚的環境因素，是經常坐著的時間。當然收入、教育程度及是否從事體力活動或運動，皆被列入考慮範圍。結果顯示，一小時不動的話腰圍變粗風險增加百分之四十；反之，每小時輕度活動則可降低百分之三十一。

每天一小時坐著的話，三酸甘油脂（les triglycérides）增高風險爲百分之四十四，飯後兩小時血糖提高之風險爲百分之七十二，好的膽固醇降低百分之十六。反之，每小時輕度活動的話，三酸甘油脂則降低百分之三十四，飯後兩小時血糖降低百分之四十五，好的膽固醇則提升百分之三十五。

相反地，經常坐著或做輕度運動，與高血壓或空腹血糖並無特別關聯。

英國劍橋另一項研究亦獲得同樣的結論。研究員辨識何種活動最耗能量，兩百五十八名經過篩選測試者，參加一項增加糖尿病高風險者的體力活動之家庭份子研究，體力消耗被區分成輕度、中度或強度活動。性別、年齡、體重皆被列入考慮因素。分析顯示，花在輕度或中度活動的時間，就整個體力活動而言，與某一期間從事強度活動相較，更消耗能量。尤其是花時間配合輕度活動，比起短時間內從事中度活動，前者消耗兩倍的能量。

研究員的結論是，輕度或中度活動，非強度活動，更有助於體力活動引起的能量消耗。因此，在日常生活中，多多步行、騎腳踏車、做家事、園藝工作皆有裨益。換句話說，要預防代謝症候群和心血管疾病，就須避免經常坐著的惡習。

法國二〇〇七年年底出爐爲期兩年的一項調查結果證實，每星期適度或強烈運動，早逝死亡風險降低百分之三十。氣喘病患也可從事運動，醫生建議他們去做適合每個人的運動。「多多步行或從事運動須成爲日常生活的一種反應」，是此項調查的推薦。但是運動過度會有骨折、關節疾病的風險，或是上癮，例如健身美肌。幸虧僅有百分之四是運動狂。總而言之，過猶不及。

你想延年益壽十四年嗎？

我們都知道多吃蔬菜水果、不抽菸、少喝酒、多運動有益身體。但不知曉過這種生活型態壽命能增長幾年。英國劍橋大學公共衛生機構研究此主題，結果於二〇〇七年出爐，採取這四種好習慣者與無任何此習慣者相比，前者平均多活十四年。

歐洲人口老化，此項研究極具重要性，放諸歐洲各國皆準。這四種因素涉及改善中年人和老年人的生活品質，它是每個人皆可實行的生活型態改變。

一九九三年至一九九七年期間，兩萬名四十五歲至七十九歲測試者填寫問卷，總分爲零至四。不抽菸者、一星期適量飲酒者、每天食用五蔬果、經常運動，每項各得一分總分爲四分。所謂不運動，即坐辦公室的工作且休閒時不做任何運動。直到二〇〇六年，哪些測試者過世皆被記錄下來。

年齡被列入考慮因素，研究員發現過去十一年期間，得分零者與四分者相比，前者的死亡率是後者的四倍。他們亦注意到，得分零者與年紀大他們十四歲但得分是四的死亡風險相同。社經地位或體重值因素沒被考慮。

劍橋大學這項研究，屬於「癌症與營養歐洲展望調查」計畫。有關上述四因素個別對健康和壽命的影響已經明朗化，但很少研究調查過其組合效果。

5 食物密碼

醫學始祖伊波卡特（Hippocrate, 約西元前四六〇—三七〇年）道：「食物是醫學之始」（l'alimentation est la première des médecines），意味食物對身體健康之重要。如何吃出健康已漸漸成爲法國人關注的課題。當今，用膳不只是塡飽肚子與享受口腹之樂趣。每個人可學習在樂趣與健康之間找出平衡點。

營養學是最近二十幾年才興起的科學，八十年代中期法國醫學院開設這門學科。營養學家的建議有所變化，二十年前傾向於「吃得少」，接著是「吃得清淡」，現在則是「營養均衡」，即「吃出健康」。二十幾年以來，工業國家居民的生活方式與飲食習慣大幅改變，較都市化、以車代步，花大把時間在電視機、電腦前，吃較多工業食品。

一九六一年，歐洲國家每個人每天吃下兩千三百卡路里，一九九八年是兩千八百。根據世界衛生組織二〇〇六年十一月的預測，二〇一五年將超過三千。二十世紀初，每個人一年食用不及五公斤的糖，當今則是五十公斤。結果是二〇〇六年全球有三億胖子，法國就將近六百萬。從一九九八年起世界衛生組織承認肥胖是世界性重大疾病。

身體過重和肥胖會提高罹患某些癌症風險。尤其是結腸直腸癌，更年期後之乳癌、子宮內膜癌，腎臟癌、胰臟癌及食道癌。一生中保持理想的體重，可說是避免得癌症的主要方式之一。研究抗癌的世界基金會報告強調，小孩身高體重維持在正常值直到二十一歲，成年人則須避免發福及腰圍變粗。

癌症是法國人死亡第二原因，僅次於心血管疾病，它是八成六法國人最懼怕的疾病。人口老化提高致癌機率。法國男女性一生中得癌機率分別是五成與三成三。

食物在發展無數癌症的外在因素中，扮演著風險和保護的特別角色。飲食不當、不運動或體重過重等致癌因素是預防的關鍵，但一般大眾尚未完全了解。

研究抗癌的世界基金會成立於一九八二年，宗旨爲在全世界防癌。以食物作爲預防之報告（Food Nutrition and the Prevention of Cancer: a Global Perspective）於一九九七年首度出爐。此後這方面的研究多方發展，科學證據逐漸被提出、累積。基於立下正確觀點之需要，二〇〇七年出爐的報告，專家們綜合詳盡的分析，聚集了七千個研究成果歸納出，三成的癌症與我們的吃食有關，專家們建議把食物與飲食習慣納入個人的生活方式，而非特別的營養物。

倘若每個人明白食物與癌症之重要關聯，在法國，每年可避免約九萬名癌症患者。事實上，我們皆有發展成癌症的風險，因每天我們的身體產生一百萬個致癌前細胞。非癌症過世的屍體解剖結果，九成八有甲狀腺小腫瘤，四成攝護腺，三成三乳房。這些人在小腫瘤未進展成惡性腫瘤之前就已往生。利用食物的抗癌分子，可把微細腫瘤置於潛伏狀態，阻止其進化至發病。

法國一項「食物與健康」大調查

法國於一九九四年至二〇〇三年期間，首度從事一項「食物與健康的全國計畫」之大調查，定名為SUVIMAX（Supplémentation en Vitamines et en Minéraux Antioxydants, 維他命與抗氧化礦物質之補充），對象是一萬三千二十七名身體健康者。

半數受試者攝取相當於每天五種蔬菜水果份量之維他命與抗氧化劑，另外半數則服用安慰劑。每天補充劑服用八年之後，調查呈現男士罹患癌症風險減低百分之三十一，死亡率則下降百分之三十七。此種經驗對女士卻無特別效果，根據調查團隊的解釋，女性天生就比男性多食用蔬菜與水果。

此項大型研究讓法國於二〇〇三年確認食物與癌症之關聯。為何遲至二十一世紀初期才發現食物對健康之影響？因癌症專家不參與營養學家的會議，反之亦如此。直到最近十多年，關於食物的科學論文刊載如雨後春筍，癌症專家才開始重視。而研究一項食物之效用極複雜，不像一種藥品可限定劑量、次數、期限。

多食用蔬菜水果、魚，食用白肉，喝綠茶

多食用蔬菜與水果是減少罹患消化器官癌症的主要因素。每天五份蔬果是最起碼的，理想的是七至十份。研究顯示，每星期食用五份綠色花椰菜和甘藍，可把膀胱癌和乳癌罹患率降低五成。另外一項研究顯示，每星期吃三次胡蘿蔔，嘴唇癌、舌頭癌、口腔癌、喉嚨癌及食道癌，可下降四成六。吃上述蔬菜，就像為身體注射預防的化療，但無其副作用，此謂食療法。日本人的攝護腺癌比西方人少十倍，乳癌則比法國人少十六倍。食療亦可減低復發的風險。

綠茶已被證實可預防及治療腫瘤。每天喝三杯綠茶，可將大腸直腸癌罹患率減少五成。綠茶富含兒茶素，是極佳的抗氧化劑。最近研究顯示，有代謝症候群

的病人，多飲綠茶可改善胰島素功能，避免日後糖尿病風險。此外，一天三杯三個月之後，將伴隨腰圍變細、體重減輕，脂肪量亦減少且分配較均勻。

多食紅肉（牛肉、羊肉）比食白肉（雞肉），較易得結腸癌已被確認，吃魚則有保護作用。根據二〇〇六年歐洲一項研究，通常每天食用兩份肉類和豬肉食品，比起每星期只食用一次或少於一次，結腸直腸癌罹患風險提高三倍。至於乳癌，多食動物性脂肪、少食纖維食物的未停經女性，似乎較易得癌。

最佳防癌食物

爲何蔬菜與水果能防癌呢？可能因含有植物化學養分（des substances phytochimiques），它們具有類似藥品的特性，像抑制成長因素，如新生血管，或誘導細胞死亡。最佳防癌食物列舉如下：

十字花科（crucifères）——小結球甘藍（chou de Bruxelles）、綠色花椰菜、紅色或白色結球甘藍、花椰菜等，阻止致癌物質損害我們的細胞。洋蔥、大蒜、紅蔥頭可降低消化器官癌症風險。

薑黃屬植物（curcuma）——此種印度香料可抑阻腸胃、直腸、肝臟、皮膚等癌細胞滋長。

綠茶——其抗膀胱癌、攝護腺癌之效果已有科學證明。

紅色水果——多吃草莓、覆盆子、藍莓等，可避免腦腫瘤。

多脂肪的魚——沙丁魚、鯖魚、鮭魚。亞麻種子、核桃等。富含oméga-3脂肪酸，有抗乳癌、攝護腺癌、結腸癌效果。法國營養學家提倡一星期至少吃兩次魚。在台灣或中國天天吃魚該不是難題。

柑橘類——橘子、葡萄柚、檸檬、柑等，抑制食道、口腔、喉嚨及胃癌細胞之擴展。

紅葡萄酒——適量飲酒可防止乳癌、結腸癌及食道癌。也對於預防心臟病及中風有效，因紅酒含有resvératrol化學物質。八十年代盛傳的「法國矛盾」（French Paradox）指的是法國菜馳名於世，但法國胖子不多。原因在於即使是少量紅酒，其益處如同卡路里限制，換句話說，壽命延長且老化較不彰顯。

蕃茄——蕃茄紅素可阻止攝護腺癌細胞之增長。

預防心血管疾病的飲食方式

世界上工業先進國家第一項致命原因是心血管疾病。長久以來專家們研究如何以食物預防，但主要強調膽固醇過高之壞處，及高血壓隱形殺手之被忽視。

「地中海式飲食」已被公認爲對心臟有益的攝食法。餐食包括豐盛的蔬菜、水果、烤魚、海鮮、橄欖油、全麥麵包與麵條加多種香料。陽光充足、戶外用餐、個性開朗的生活藝術亦爲人稱道。

根據二〇〇八年春季出爐兩項大型研究美國人的飲食習慣。分析結果證實，經常吃蘋果者（或是蘋果汁、蘋果泥）與都不吃者相比，其代謝症候群降低百分之二十七，高血壓風險減低逾百分之三十，粗腰圍變細逾百分之二十，且降低發炎現象。爲何蘋果對這些風險因素產生效果？效果可能是直接的——常吃蘋果者通常飲食較均衡，含水果、纖維、維他命、鈣、鉀、少脂肪及精製糖等食物。

法國心臟病學協會提供的建議是，飲食多變化、適量、配合口福快感。當然也要遠離香菸及定期運動。

預防眼科疾病食物

白內障及眼底黃斑病變（Dégénérescence Maculaire Liée à l,Age, 簡稱 DMLA）是歲月增添易得的眼科疾病。法國科學與醫學研究國家機構（INSERM）最近一項報告首度顯示，類胡蘿蔔素（caroténoïdes）對於眼睛老化引起的疾病有保護作用，其含有的葉黃素（lutéine）和玉蜀黍黃素（zéaxanthine）這兩種成份有諸多益處。玉蜀黍、菠菜、綠色結球甘藍、綠色花椰菜等皆有這兩種成份。

根據法國一項一九九五年開始的眼睛老化疾病追蹤調查，體內玉蜀黍黃素成份高者，其眼底黃斑病變及白內障罹患風險，分別降低百分之九十三及百分之四十七。這兩種色素可以過濾最能侵害視網膜的紫外線。欠缺類胡蘿蔔素的飲食，將削減此過濾功能而使視網膜變得脆弱。Oméga-3脂肪酸亦能降低眼底黃斑病變之進展及避免眼睛乾澀。

胡蘿蔔富含抗氧化劑，小時候常聽母親說多吃胡蘿蔔對眼睛有益。其Beta胡蘿蔔素有護眼作用，它對抗自由基，使眼疾較晚發生，且較不嚴重。每天可食用兩條至六條生胡蘿蔔絲拌沙拉醬較佳，因較能吸收紅色素及維他命E。

熟胡蘿蔔可治療拉肚子。對從未吸菸者，胡蘿蔔可大量減低罹患肺癌與乳癌風險。但是對吸菸者，多食則會提高肺癌風險。

吃出聰明：阿茲海默症與飲食

「地中海式飲食」不僅可預防心血管疾病而延年益壽，亦可減低失智症風險。美國一項研究「阿茲海默症與食物之關聯」，對象是身體健康的紐約市民，追蹤期是四年。每隔十八個月他們接受體檢及回答飲食習慣問卷。追蹤研究期間逾十分之一罹患阿茲海默症。研究員歸納出，「地中海式飲食」與罹患阿茲海默症的重要關聯，即使列入年齡、性別、種族、教育程度、卡路里量、體重與身高比例或抽菸等因素，此種飲食方式效果還是持續存在。

研究團隊亦突顯出「程度效果」：使用「採取地中海式飲食」之標度，他們指出，一個人的飲食習慣越是接近此種理想的飲食方式，往後罹患阿茲海默症風險，比一般人口遞減。

我們的大腦富含不飽和脂肪酸，對氧化壓極敏感，其自然防禦功能隨年歲流逝而變差。氧化壓在智能惡化扮演關鍵角色。反之，飲食似乎形成預防失智症的一道線索，尤其受惠食物抗氧化及Oméga-3不飽和脂肪酸之保護作用。

法國多項流行病學研究顯示，攝取抗氧化食物會減輕失智症與智能退化風險。其中一項研究結果，飲食中含有大量蔬菜、水果、魚及富有Oméga-3之食用油，罹患失智症風險降低百分之三十。反之，若少吃魚、水果、蔬菜及含Oméga-3的食物，失智症風險則攀升百分之六十呢！

二〇〇五年根據倫敦King College一項研究，食用像綠花椰菜、馬鈴薯、橘子、蘋果及小胡蘿蔔之蔬菜水果，對記憶力有幫助。蓋其成份含有類似治療阿茲海默症藥物分子之化學成份。

二○○九年十一月九日法國《醫生日報》（Le Quotidien du Médecin）報導，根據法國科學與醫學研究國家機構（INSERM）研究員與英國倫敦大學研究員合作，研究「地中海式飲食」之益處結果顯示，採取此種飲食方式者與常食用工業食品及豐盛餐食者相較，前者罹患憂鬱症風險降低。健康飲食方式對抗憂鬱症的保護因素如下：水果與蔬菜抗氧化作用高，常吃魚亦可減少憂鬱症風險。

成功老化之飲食

老化是一種複雜、多因素、漸進的過程，個人之身體、生理、心理、社會狀況隨之改變。雖然老化無法避免，失敗老化非命定。「成功老化」（Successful Aging）的概念於一九八七年首次被羅伊醫生（Docteur Rowe）及康恩博士（Kahn）提出，沒有病症、障礙、體能與智能正常運行，且參與社會活動，維持良好的人際關係。遺傳因素我們無法左右，飲食與運動這兩項因素，我們可身體力行，活力老年將不是夢。

(A) 維持一樣的體重

保持同樣的體重對老年人尤其重要。即使肥胖是失敗老化的風險因素——它導致心血管疾病、關節疾病及其他慢性病，過瘦亦不好。理想的身高、體重比例，老年人比年輕成年人偏高，IMC介於二十三與二十七之間。與一般人的看法正好相反，老年人的能量消耗反而增加，因營養物的效果較差，且蛋白質的新陳代謝失調。故醫學界最近建議提高老年人之營養物。

保持同樣的體重，即對抗營養不足和營養不良。老化引起的身體變化有時會影響飲食能力：容易吃飽、沒胃口、咀嚼困難等，社會孤立及一個人吃飯沒樂趣會加重上述因素。可在餐飯中加些香料以引起食欲。

(B) 對抗肌肉無力

老化使肌肉減少，脂肪卻增加，有時會變成肌肉無力的肥胖（虛胖）。肌肉無力雖然是正常的老化過程，但若有其他病症則會加速，尤其是營養不良和發炎症狀。它將導致容易跌倒、平衡感失調及步行困難。老年人蛋白質的吸收、組合力較差，吸引力較弱。要對抗肌肉無力，須食用快速吸收的動物性蛋白質。

(C) Oméga-3 的消炎作用

胰島素阻抗性、發炎、氧化壓皆受老化影響。食用過量飽和脂肪酸、生病及缺乏運動，將提高胰島素阻抗性風險。

老年人發炎狀態比年輕成年人持久，因免疫系統長期被啟動及細胞漿移動分泌失調，部分原因來自攝取過多富含Oméga-6的食物，它形成斑塊聚積及發炎。要限制飽和脂肪之用量，在Oméga-6與Oméga-3之間取得平衡相當重要。

氧化壓是加速老化的主要因素，許多像癌症、心血管疾病、失智症或免疫功能降低，皆由於自由基超越抗氧化壓防禦功能。

拯救

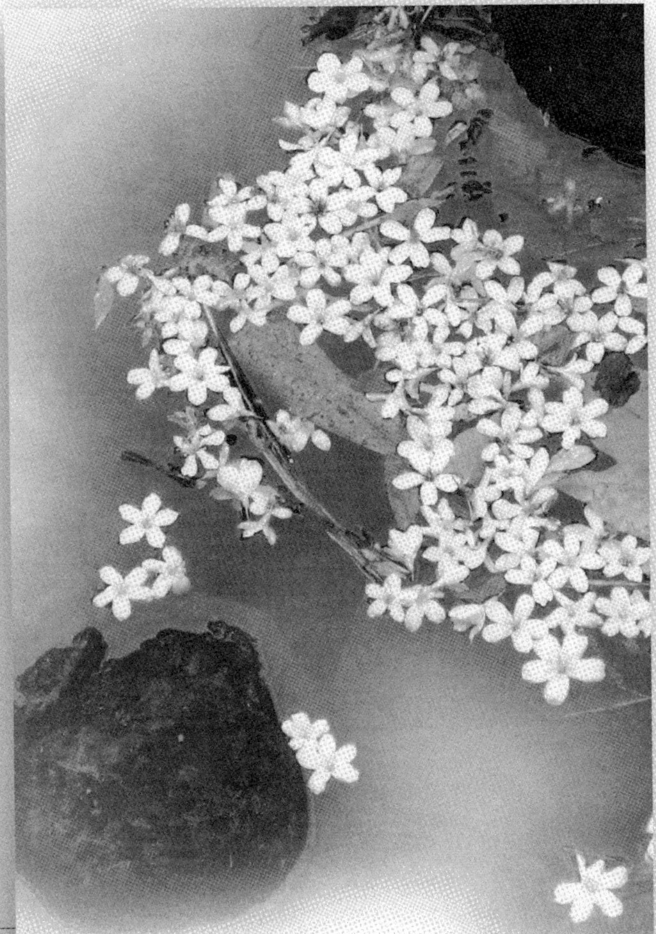

1 知易行難：法國人的健康態度

要改變飲食習慣、生活型態，以達到保護身體、維持健康、預防疾病不是件易事。也不被完全了解、接受。中山醫學大學進行的「台灣人的健康意識與態度」調查結果，近六成的人承認因生活忙碌無法兼顧健康；近五成會等到健康亮起紅燈才找醫生；定期做健康檢查不到兩成；代謝症候群的盛行率約百分之十五。在調查中大家都知道，飲食均衡、經常運動和睡眠充足，是維持健康的方式。法國兩項調查顯示預防之難題：改變人們的心態、文化。

爲了評估大眾對「健康預防」概念之了解，一項調查對象爲九百七十八名代表各行業、階層人士，及十二位在住家訪問調查。結果顯示，七成的調查對象自認爲有體重過重、心血管疾病或糖尿病問題，但僅一成四（尤其是年逾六十五歲者）宣稱每天實行預防措施、態度、行爲。三分之二承認從未採取「健康預防」

行爲，尤其是年輕人、吸菸者及身材過重的婦女。五成二認爲比以前較注意飲食內容。

好的飲食習慣

政府、媒體、報章雜誌、醫生傳播的預防資訊，雖然大家容易接觸到，但不完全了解、全盤接受。六成七的法國人知道健康預防與良好的飲食習慣息息相關，但僅有一成認爲與定期運動有關。

四成七的法國人認爲，保有良好的飲食習慣不容易。原因是社會、文化阻力：例如與別人聚餐、飲食享受、蔬果價格高昂（尤其最近幾個月購買力下跌）、個人信仰等。教育程度因素：不知如何準備健康食物、營養均衡餐食，沒正確飲食概念，尤其是年輕人。環境因素：沒時間採購、上班時間非朝九晚五，百分之八從未在家做過飯。三十幾歲的年輕成年人不知如何正確飲食，其口味標準是工業食品。他們的母親是職業婦女，沒時間準備傳統的法國菜，常買煮熟的工業菜餚，無法傳承美食佳餚的基本知識給後代。這一代的年輕人只是塡飽肚子而已，談不上好好地吃一頓飯。

難以實施定期運動

要有健康的身體，除了良好的飲食習慣外，定期運動也很重要。英國前首相邱吉爾說他長壽的祕訣是「不做運動」，他錯了。不過我們知道他愛用嘲諷的語氣。對於五成二的受訪者而言，定期運動難。四成八由於缺乏時間，三成則缺乏動機、勇氣，一成五因爲沒人陪伴。有些心理脆弱者則忽略身體狀況，等到出問題時才會採取對策。

矛盾心態

此項調查透露人們對預防訊息的質疑。在一個對癌症、殺蟲劑、愛滋病、環境污染感到害怕的社會，過度保護、預防政策與方式大量散播，反而令人束手無策，導致無以名狀之恐懼，如同「多餘的威脅」，一種改變無憂無慮、生存喜悅之「束縛」。從此，衍生某些人有意或無意地拒絕預防工作，「既然什麼都不確定，幹嘛去操心！」

如何誘發人們採取良好的生活型態

此項調查亦研究尋求何種方式，以引起人們採取預防步驟、改變飲食習慣、從事一種運動，換言之，採納一種較健康的生活習慣。警覺、畏懼醫學檢驗結果不佳、一樁悲劇事件（一位家人或親人由於不良的生活型態導致突然過世）、孩子全盤接受學校的預防施教後指責父母不以身作則、依照醫生忠告去實行後有快速的具體效果。上述步驟皆可行。

調查結果證實，如何激起法國人更改生活方式而長壽健在，工程浩大艱難。根據巴黎一位營養學醫生的說法，要成功地驅除、改變阻力，激發個人，最重要的是找到適合每個人的可行方式。若一位自動請求醫生幫助，另外一位則認爲一切似乎沒問題不需要改變生活習慣，醫生的勸服言論將有所不同。

雖然知道，但依然我行我素

另外一項調查是由一群保險公司與藥品製造實驗室發起，於二〇〇七年二月以「法國人掌握其健康？」爲目標，評估法國人的預防知識。一千名代表法國人口的被保險者，回答有關心臟病、糖尿病、神經內科疾病、風濕病的認知狀況。

「受惠於預防，心臟病的病理改變許多。」一位心臟科醫生證實道，但「尚需努力」。逾三分之二受試者具有心血管疾病之風險，他們的心臟病預防常識水準高：八成三認爲心肌梗塞（法國每年有十萬個病例）與腦中風皆與高血壓有關，八成一認爲與體重過重和肥胖有關，六成九認爲與壓力，六成七與膽固醇；但僅有二成三認爲糖尿病是風險因素。同樣，四成二認爲經常坐著，二成六認爲飲食與心臟病有關。

不太了解、亦不太擔心糖尿病

百分之八的受試者宣稱有糖尿病，但其中三分之二卻不知自己患的是第一類型或第二類型。雖然三分之一表示有家族先例，但他們並不畏懼（僅一成會怕）。七成二了解過重或肥胖的確構成心臟病風險，但大多數卻不知何謂新陳代謝症候群（過重─高血壓─高膽固醇）。八成八忽視糖尿病與高血壓，七成四忽視糖尿病與膽固醇之關聯。

巴黎龐畢度歐洲醫院一位糖尿病專科醫生承認，向病人建議改變其生活習慣不是件易事。調查員提議，多發展對抗吸菸成癮者及不愛動的計畫、政策。

很害怕癌症

九成的受試者害怕有朝一日會得癌症，一位癌症專家指出，事實上五成的法國人會得癌症。與其他的病症相比，法國人最了解癌症的風險因素：七成一知道蔬果的防癌效果，正如香菸與酒精（八成九與七成一）是可避免之風險。但過重及不愛動，才被百分之九及百分之十一之受試者重視。

擔憂阿茲海默症

逾半數的受試者擔憂阿茲海默症。但一般大眾卻不太知道降低血壓、膽固醇、從事體力和智性活動、維持標準體重、不抽菸、不喝酒可預防此病症。

不全然知道骨質疏鬆症

受試者不太知道骨質疏鬆症，但八成一了解風險因素；六成認爲更年期時應該做骨質密度偵測，它是可靠的追蹤檢查。反之，抽菸之害處及長期使用類固醇（corticoïdes）之不良效果，卻不太被重視。

法國人與大腦

法國人對大腦疾病知多少？二〇〇八年二月，「大腦研究協會」一項調查，法國人越來越知道大腦疾病：阿茲海默症九成八，帕金森氏症九成五，癲癇九成三，多發性硬化症九成（sclérose en plaques），但Huntington氏病和肌萎縮性脊髓側索硬化才兩成五。三成三宣稱直接或間接與其中一種病症有關。七成二對大腦研究感興趣，僅五成認爲它是未來重要的研究範疇，排在癌症、愛滋病之後。

獲得預防資訊的管道越來越多，但最艱難的一步就是，如何去身體力行。法國人的行爲放諸四海皆準。

健在與壽命

活到老，很好；活到老且健在，那更好。在歐洲，二〇〇五年男人的平均壽命是七十八歲，女人是八十三歲。但是，法國、英國、比利時及荷蘭跨國合作，收集歐洲二十五國二〇〇五年資料，一項「歐洲人健康展望觀察」研究結果，於二〇〇八年十一月中旬出爐，男女性健在年齡分別是六十七歲和六十九歲。歐洲各國差異大，法國居中。五十歲時可期望的健在年歲：男性，法國是十八點零一年，丹麥是二十三點六四年，愛沙尼亞是九點零五年；至於女性，法國是十九點零七四年，丹麥是二十四點一二年，立陶宛是十一點八六年。法國位居丹麥、瑞典、義大利、英國、希臘之後。

歐盟十五個老會員的人口，與新會員國家（東歐）相比，通常壽命長，也較健在。何種因素造成每個國家「活得久也活得好」的個別差異呢？研究員認爲：（一）失業率高似乎較無法活到老且健在；（二）更仔細的人口研究顯示，教育程度、社經地位、收入越高，越能活到老，且較少生病，這三種因素其中教育程度最重要，顯示教育與健康關係密切；（三）國家的生產淨值及花費在老年人的健康經費，和長壽與健在亦有關聯。

二〇〇八年出爐，另外一項關於「歐洲三十一國醫療制度品質」研究，以病人的權利和資訊、以電腦處理資料、等待醫療的時間長短、藥劑發展做爲評分標準。依名次如下：荷蘭、丹麥、奧地利、盧森堡、瑞典、德國、瑞士、挪威、芬蘭、法國、愛沙尼亞、比利時、英國、匈牙利、愛爾蘭、捷克、義大利、西班牙、希臘等。拉脫維亞（波羅的海三小國之一）位居最末。法國排名第十。

這兩項比較研究對法國意義重大。了解、分析預防政策及教育弱點，提供思考線索，改進醫療制度和老年人的生活品質。

2 法國政府的大刀闊斧政策

法國當今有八十九萬名阿茲海默症病患，這是社會悲劇，亦是家庭悲劇。每年新增二十二萬五千名，對病患本身及家屬帶來極大的痛苦與無助。未來歲月，此病衍生的人力與財力之需要將不斷擴大與提昇。

雖然科學界與醫學界的研究團隊已從事此病症之研究，治療處方亦有進展，醫療制度被啓動且成立記憶力診所。每個省區、縣市亦發展醫療—社會機構，以協助病患及其家屬。

鑑於本世紀阿茲海默症劇增的迫切危機，法國總統薩科吉決定發起一項大規模的抗阿茲海默症政策，加深理解、診斷此病症，加強承擔及協助病患與家屬。

二〇〇七年八月，薩科吉總統委託心血管疾病專家、前衛生科長、公共衛生教授若耶·梅拿荷（Joël Ménard），成立一個協議委員會。其任務是綜合研究結果，助長發現有效、正確的診斷及治療，改善照料病患的品質，讓每個病患及家屬獲得妥善的照顧。

若耶．梅拿荷教授偵查結果如下：日夜病患照顧者薪水不夠、人數不足，且職業前途無法進展。為適應病患行為異常，他們亟需接受特別訓練。有了照顧經驗，尤其是照顧家屬，亦應給予立書承認。須成立更多的醫療院所，但也別忘了酬報全職照顧者。政府是此政策的眞正策劃者，將求諸於家屬的慷慨及社會捐款，否則無法承擔龐大的社會財務問題。

二〇〇七年十一月初，抗阿茲海默症政策委員會的建議報告出爐，報告開宗明義闡明選擇以社會來支援財務及社會政策：

(A) 強調絕對要視病患為主體，確認其權利、公民身分，「沒人能被當做一個受照料的被動對象」。提出盡早診斷論據之難題，蓋目前治療不太確定或是不足。

(B) 朝著「努力從事研究」方向。

(C) 成立與神經科醫生和神經心理學醫生的補充記憶門診，以作正確的診斷；設置向病患及家屬宣佈病症的協助技巧：傾聽及提供多種照顧資訊。病患的病情須由家庭醫生治療（伴隨合理的門診費，尤其為長期的門診），後者是唯一熟悉病人環境的醫生，當然也要與其他的醫療社會助理人員保持聯絡。每隔一段時期（約六個月）請神經內科醫生做評估。委員會熱切期望設立病患與家屬治療的教育規劃。

(D)這一項可能是最受眾人期待的，輔助病患及家屬的醫療過程，讓前者自由選擇留在家裡（做一切合適的安排），或進入（針對失智症病患設立的）特別療養院。盡量留在家裡的政策（四成的病患），包括需要調整住宅的照明設備，備有自動開閉的電器用品，訓練到住宅服務的助手，及所有與此病有關的醫護人員，方便病患到智能激發中心，及建造更多的此種中心。

成立讓精疲力盡、不知所措的照顧家屬可緩和、紓解的結構（以利於照顧家屬交換意見）。但是當病症越來越嚴重，家屬無法承擔時，就須轉入特別的療養院。我女鄰居九十歲的姊姊，八十五歲得了阿茲海默症，起初在醫院工作的女兒每天過去看她。八十七歲時有一天半夜兩點鐘外出跌倒骨折。後來病症惡化白天一個人在家不安全，不得不送去特別療養院。

法國目前特別療養院爲數不多，故病患極難進入（等待期很長），每個地區的難度不同。委員會請求替受行爲異常折磨的病患（焦躁不安或趴趴走），設立特別結構，因集體生活受到極大的困擾，應設置院子、公園、綠色空間讓他們閒逛。它強調這些特別結構需要經過訓練的專職人員（老年醫學專門助理），也要重新評估、提高這些職業的價值。以企業管理方式確認這些助理的技能。

一家為適應病患而設的療養院

二〇〇六年秋天開啓的梅度（Médou位於法國南部）療養院，是一棟完全適應病患需要的新穎建築，它於二〇〇七年五月獲得老年殘障沙龍的建築首獎。建築師的母親得了阿茲海默症，他與醫生諮商，才設計出這一棟完全以病患的舒適爲考量的特別構造。

此療養院的特色是很多玻璃門，病患可直接從房間走到庭院，他們享有極大的自由，行動不受限制。雖然是「受到監視的自由」，至少可舒緩被關閉的焦慮感。

爲了避免病患在外面街道迷失，療養院設有知道每個房間玻璃門被啓動的監控系統，病患可在院內自由行動；若他走向大門，一位護士將陪伴他到外面散步。有些急躁不安的病患，整日在院子踱步後，變得較安靜。

此建築物以讓病患遇到最少的障礙物爲主，中間是一個像胎兒形狀、大家皆可活動的大空間，環繞的大走廊通往每個房間。病患感覺受到較多關注。療養院只有十五個床位，此種小單位優點是較寧靜。白天可多接納日間停留的七位病人。亦有親人來訪的空間，像酒吧和餐廳就設在中央的大廳堂內，讓來訪的家屬有親切感，病患也感到自在。光療亦可改善病患的情緒。中央的大廳堂裝備散發像陽光的大燈。

這些設備可改良病患的日常生活，主要是激勵他們，避免陷入其內在世界。找回日常動作的勞動治療法，到外面散步、活動筋骨、腦力活動等，病患多多少少會定期參與。甚至病症較嚴重者，亦贊同水療法及臉部按摩。他們漸漸不太看重其病情，這是重新賦予自己形象最有效的方式。

向歐盟推薦

二〇〇八年法國總統是歐盟主席，鑑於歐洲諸國皆面臨此難題，法國想趁機推廣阿茲海默症的積極政策，對抗人口老化衍生的無法獨立生活帶來的政治、經濟、社會衝擊與挑戰。二〇〇八年十月召開的歐洲衛生部長級大會議，法國部長建議交換好的實施政策，參考鄰國像柏林慈善醫院的佳績，且發展歐洲級完善的研究、執行中心。

此種大型會議，政治家、醫生、神經內科醫生、經濟學家集聚一堂，研討研究資助金額，設定醫療大綱及社會協助。法國亦朝向改善歐盟衛生安全目標，預定諸國面對大規模傳染病危機的處理方式，將受到評估與比較。法國也強調竭力宣揚運動與健康之關聯，尤其是對抗肥胖症、糖尿病及心血管疾病。

計畫發起一年之後……

對抗阿茲海默症計畫（二〇〇八—二〇一二）啓動一年之後，二〇〇九年二月初，法國總統於愛麗舍宮接見相關部長及計畫的籌備、負責人士，檢討一年來的實施結果。針對此病症的研究計畫正積極進行；小單位的特別療養院慢慢增加，雖然專職服務人員數目還不足；阿茲海默症病患的獨立自主與參加社會活動結構、阿茲海默症年輕患者的國家參考諮詢中心皆已成立；至於訓練看護人員，總統鼓勵部長盡快執行，數星期之後該可實施；法國阿茲海默症協會期待阿茲海默症計畫成立地方組織、會議及傳遞資訊。大致看來，這一年來的成果還算不錯。

3 照顧家屬的艱辛角色

隨著人口老化，阿茲海默症患者將劇增，大多數的病人皆留在家，直到末期才選擇進入養老院。法國政府對抗阿茲海默症計畫，包括盡量讓病患留在家裡，但也要避免家屬過度勞累。

承擔一位阿茲海默症病患，牽涉到多種醫療人員，尤其是最親近的家屬，目的是延緩患者搬入有特別醫療設備的養老院。家屬負擔責任從病症被診斷出就開始，隨著病情進展、失智障礙、行為異常而加重。

越來越多研究，分析負擔照料與患者同居的照顧家屬角色的不良後果，進而計畫在可行的範圍下，減少此後遺症。精疲力盡加上絕望，照顧者有時候會走極端，法國二〇〇七年下半年，就有三樁悲劇，都是七、八十歲的老先生，分別以刀槍殺死或以手腕勒斃罹患阿茲海默症末期的配偶。二〇〇九年二月下旬，一位八十五歲老翁，受不了長期照顧八十三歲罹患阿茲海默症和帕金森氏症的太太，以槍射殺後者之後，到警察局自首。二〇〇九年二月初，台灣南部就有一媳婦，因不堪照料長期臥病在床、無法自理生活的婆婆，先生在外地工作，加上她本身健康亦不佳，日積月累的壓力，無疏通管道，於是孳生殺害婆婆的意念，終於以枕頭緊壓窒息婆婆。

照顧家屬的負擔有多重呢？

法國一項多方面研究，從二〇〇〇年起追蹤七百名住在家、由家屬照料的阿茲海默症病患。研究員在訪問時評估照顧家屬的負擔程度。女性感覺承擔較重，可能是她們做較多的家事或情感較深（較重情感）。雖然有親屬關係，與病人共處於同一屋簷，運用外來的協助（例如請人幫助做家事、照顧，或者送去日間照料中心）、服特別藥治療等，都不太能減輕負擔。失智程度與負擔成正比，感到負擔重主要是因行爲異常，而較不是日常生活無法自理。負擔的感覺與法國其他研究或外國研究結果一樣，後面兩項研究結果，甚至有更沉重的負擔感呢！

生病期間及病患過世後，照顧者之後果如何？

根據美國一項二〇〇三年調查一千兩百二十二名照顧者—病患的研究，追蹤期間是四年；結果兩百六十五位病患過世，這其中兩百一十七位照顧家屬被詢問，每天花費在病患的時間（照料、梳洗、穿衣、餵食），或像接電話、準備三餐、洗衣、購物等所需時間，剩下多少自由時間，他們本身服些什麼藥，病患生前及過世後他們遇到的心理問題。經常評估以一至六十的憂鬱症數值。

(A) 大多數的照顧家屬是女性；半數每星期至少花費四十六小時

八成五的照顧家屬是女性，其中妻子與女兒各佔半數，平均年齡是六十五歲。五成四的病患是男性，平均年齡是八十一歲，簡短智能測驗（MMS）分數在四分至十八分之間，即介於嚴重與輕度失智之間。半數的照顧家屬每星期至少花費四十六小時在病患身上，五成九宣稱全天候皆須負責，四成八則須減少職業活動，一成八乾脆放棄工作，四成六有醫護人員到家幫忙，五成六有家庭其他成員的協助。

(B)病患過世之前不少照顧家屬有憂鬱症；病患過世之後逾半數照顧家屬看心理、精神科醫生

病患過世之前，一成六的照顧家屬服抗憂藥，一成九鎮定劑，四成三有憂鬱症傾向。病患過世之後，照顧家屬兩成一服抗憂藥，一成八鎮定劑，兩成一需要不同的協助：六成五加入心理支持團體，五成三看心理、精神科醫生。隨著病患過世，憂鬱症指數快速由十五升至二十二，但十五星期之後恢復至原來數目。一年之後，平均數目是九，三分之一的照顧家屬有憂鬱症現象。病患住療養院的家屬，憂鬱症指數在病患進入療養院時，比死亡之後稍微提高，尤其入療養院一年之後指數最高，可能心理有愧疚感。

減輕社會負擔的照顧家屬，其死亡率是否超高？

做半天工或辭職的照顧家屬，減少了社會生產力，加上感到沉重負擔的憂鬱症成本。反之，照顧家屬大量降低社會治療阿茲海默症成本，包括生命末期照護，蓋病患很少接受安慰劑治療服務。

美國一項「照顧家屬的健康」研究，探討追蹤八百一十九位得多種病症老年

人照顧家屬的死亡風險因素。研究員分析照顧家屬（指的是配偶）的投入程度與死亡率之關聯。八百一十九位六十六歲至九十六歲的老人，由於健康問題或精神錯亂，半數需要配偶至少幫助日常生活中一項活動。追蹤四年之後，一百〇三位配偶過世，包括需照顧者和不需照顧者。考慮年齡、性別、健康狀況等因素，有壓力的照顧配偶，其死亡率風險與不需照顧的配偶相較，高出百分之六十三。

此項研究沒特別集中在照顧失智者，失智者之照顧家屬其死亡風險一定增高。另外兩項研究顯示，阿茲海默症患者的照顧配偶，對流行感冒病毒較敏感，免疫力降低，壽命縮短四至八年。孤獨感干擾了免疫系統，憂鬱症、壓力助長發炎現象。

照顧家屬身心俱疲

美國二〇〇六年另外一項研究，與法國在這方面的研究結果相符合。證實照顧家屬身心俱疲，八成七失眠，七成有壓力及焦慮，六成身心不適，五成二憂鬱症，四成一偏頭痛，三成八體重減輕或增加。一成五認爲健康嚴重惡化，四成四輕度惡化。尤其一星期照顧逾四十小時者，情況比上一整天班的薪水階級更嚴重。五成一的照顧家屬服較多藥，五成八較少運動，六成三飲食習慣較以前差。

美國演員克里斯多夫・李維（Christopher Reeve, 一九五二—二〇〇四）因摔馬導致幾乎全身癱瘓。雖然雇請七位護士在家輪流照顧，其妻黛安娜亦身心煎熬。他九年半之後辭世，黛安娜在先生過世後一個月被診斷出肺癌，於二〇〇六年三月撒手人寰。其照料夫君之勇氣獲得全美之欽佩。

協助照顧家屬

照顧家屬在長期身心煎熬下須學會放手，藉助外來的幫助，法國有不同的機構可讓照顧家屬喘口氣。

（一）日間看護中心：阿茲海默症病患或是失智症患者，「雖然失去智能，但不該失去尊嚴」，日間看護中心的主要目標在保留、維持或恢復病患的獨立，讓他們儘可能在家過著較佳的生活條件。根據二〇〇七年的統計，法國有七百四十所日間看護中心，可容納五千兩百九十七個人。這一年十月底通過的社會保險資助法案，計畫二〇〇七年增添兩千一百二十五個位子。

我家斜對面鄰居朱利安（已於二〇〇六年十一月往生），生前罹患阿茲海默症，最後三年他一星期去兩次日間看護中心，去時搭計程車，回家時則看護中心院長送他到公車站，告訴司機在哪一站下車，不過朱利安還認得他居住地區區公所那一站。

另外一位七十歲鄰居，三年前被診斷出帕金森氏症。他一星期去一次日間看護中心；三年之後深受疾病之苦，決定由太太陪同去看心理學家，以語言道出其苦楚與無奈。

（二）短期居留中心：短暫收留病患幾天或幾星期，讓家屬安心去度假。目前法國有五百六十三家，提供一千兩百個位子的此種機構。二〇〇八年增加一千一百二十五個位子。

在阿茲海默症病患數目逐漸龐大的情況下，日間看護中心和短期居留中心所能提供的位子，顯然不足，法國須急起直追。

（三）訓練照顧家屬的課程：退休互助機構（Mutualité Retraite）提供到病人家治療的護士服務，二〇〇七年春天設想新點子。南特（Nantes）郊區一個藍領階級居多的鎮上，爲了預防親人病況惡化照顧家屬的心理準備，他們開了四堂健康教育的討論課，參加者把其困難寫下來，例如：「羅勃不願洗滌」、「莫妮克不承認不知道廁所在哪裡」。受過訓練之後，兩位女士精力較充沛，較無失落和罪惡感。

亞伯特六十九歲，羅患阿茲海默症多年。妻子芭芭哈六十七歲。他們以前開一家華服店。後者往昔想像退休後夫妻可過著較不勞累的生活，常旅行。但亞伯特的病令其退休美夢泡湯。

參加過照顧家屬訓練課程之後，芭芭哈做了一個困難的決定：把丈夫安置在有醫療設備的療養院。她受夠了丈夫未能及時上廁所弄髒地板，清洗工作剝奪其睡眠，害怕他發脾氣時挨揍，在別人面前以餐巾擤鼻涕令她受窘等因素。

她想重拾失去的某些自由，和一些老朋友去旅遊。「我們將分道揚鑣」，芭芭哈想讓其他參加者避免其錯誤。她鼓勵他們不要弄得精力耗盡，例如應儘早讓病患去日間看護中心。第一次送他去時，她充滿愧疚。第二次則較習慣。第三次則巴不得他快點走。

她的坦白是否影響其他參與者？六十一歲的愛麗絲在訓練課程結束後不久，完全改變習慣。之前她花很多時間照顧搬來她鎮上居住的母親，她騎腳踏車一天去三次母親住處，探視這位可愛、脆弱，但暴虐的八十六歲寡母，是否正常用餐、服藥。她只有兩次沒到，母親卻打電話叫救護車來。

當今，愛麗絲每天祇去探望母親一次。星期一至星期五每天有女傭及看護幫她忙，減輕其負擔。她現在的工作祇是把每天藥量放在藥盒內，每天有三個人檢查母親是否忘了服藥。若她需要去旅行，哥哥或妹妹可代勞。她很慶幸找到這種較不那麼沉重的照料方式。

發展女傭及看護或護士來病患家工作、幫忙、巡視的服務，法國政府朝這方向改善。病患對家屬要求太多，有時候不耐煩會使家屬失控對病患發脾氣，甚至虐待。畢竟並非每個人有當看護的志向。想竭力做好，卻因不了解病症而犯下多項錯誤；想幫忙卻力不從心；當負擔變得更沉重就想放棄。上述三種人皆不適合當照顧者。

我母親的照顧角色

一九八○年夏天，六十八歲的父親隨團來歐洲旅遊，在法國停留於旅館更衣時（緩慢、僵硬、不太穩定的動作），被外子診斷出帕金森氏症（也做了彎曲手臂和反應的測驗）。返台後去看醫生開始服藥。四年後自感行動遲緩、步伐不穩，就不再出遠門。幸虧他酷愛閱讀，彌補活動範圍受限的沮喪感。母親照料父親的三餐、起居，無聊時祇能與鄰居聊天來解悶。住在台北的姊姊每星期六會打電話問候；母親深切盼望女兒的消息，我當時因國際電話費昂貴，每月祇通一次電話，且祇能長話短說，引爲憾事，不像最近幾年可使用電話卡長談。

八、九十年代的台灣根本沒有輔導、協助帕金森氏症病患的機構、協會，更遑論顧慮到照顧家屬的艱苦角色、無奈心境。只能靠自力救濟，住在美東的二姊回台住上兩、三個月，陪伴爸媽，讓母親去日本、沖繩、美國旅行散心。現事後回想，母親著實辛苦，本身亦有高血壓，我們擔心如果她倒下去怎麼辦？她堅忍、默默地做好一個人妻應盡的責任與角色。

一位過分熱衷照顧的妻子

七十二歲的史先生二十年前喪妻，十五年前再婚，妻子是小他十二歲的護士。幾年以來史先生的智力漸漸退化，被診斷出阿茲海默症後，越來越無法自理生活。護士出身較年輕身體健康的妻子，想要負起照顧與醫療的角色，拒絕別人的協助。

當家庭醫生詢問病患情況，這位完美主義妻子的回答總是肯定的，從不抱怨，從未有問題。家庭醫生認爲在這種情況下毫無怨言是不正常的，於是約她單獨談話。醫生問她如何安排一天的照料，照顧角色艱辛且痛苦是否勝任愉快？這位過勞的妻子終於敞開心扉，敢言其憂鬱症、睡眠障礙、厭食、精力耗損，而無罪惡感。她慢慢接受需要別人的協助，明白對其身心平衡及丈夫皆有好處。送丈夫到醫院短期居留，也心理準備好將來安排丈夫到特別的療養院。

家庭醫生通常觀察像阿茲海默症慢性病病人的身心狀況，最好能同時關注照顧家屬的行爲舉止，他們的身體功能常失調，或甚至得到憂鬱症。家庭醫生如何恰當地與後者討論「崩潰」問題，實須費一番心思。

獨立自主生活個別化補助金

大多數的老年人期望能住在家裡，越久越好。有時候不得不搬進養老院，令他們心碎。但是若想繼續留在家，生活諸多困難，不是件易事。許多鄉下缺乏附近商店、醫生、交通不便。至於城市內，獨居公寓裡，老年人有時候甚至不敢下樓梯，害怕跌倒及外面充滿敵意的環境。人口老化、壽命延長，同時健康惡化問題及失去自理生活能力患者，也相對增加。怎麼辦呢？有許多解決辦法：老化需要家人更多的關懷及安排組織。

「讓老年人留在家裡」不僅是家庭關注的課題，它亦成爲法國的社會問題。家庭總動員是讓老年人留在家裡成功的關鍵，因孩子或孫子的探望、巡視，看看一切是否OK，即使時間不長，卻讓老年人感到溫暖、心安。外子每天傍晚去探望八十三歲半的婆婆。在法國，年紀逾六十歲、無法執行日常活動，可申請獨立自主生活個別化補助金（Allocation personnalisée d'autonomie, APA）。它輔助居家及住在養老院的老年人，補助金額依個人收入（退休金、房租……等）而定，財產目前未列入考慮因素。須由醫療社會人員到住宅評估失去自理生活能力程度。此補助金方案於二〇〇二年元旦生效，取代以往的方案。二〇〇三年六月底的執行評估：五成四受惠者住在家，四成六在養老院。前者每月平均有四百七十八歐元補助金，後者三百四十六歐元。

4 大爲流行的頭腦體操軟體有效嗎？

人們長久以來就夢想能擁有一種加強記憶力的仙丹。大學生臨考前抱佛腳祇能服用多種維他命，來對抗疲勞、增強體力而已。逾五十歲，每個人多多少少會覺得記憶力減退，例如要寫記事本時必須努力回想，才能記起前晚做些什麼菜，以前，四、五天前的事記憶猶新，現在則記不清到底是星期三或星期四打電話給女友。平時我以閱讀法文書及報章雜誌爲主要活動，每天看中時電子報、聯合新聞網及世界日報部落格，可獲悉家鄉的消息，欣賞名家及海外女性作家的佳文、美麗照片，也練習中文。大體上覺得記憶力還好。

古早，人生七十古來稀，人老昏庸被視爲正常。科學進步、醫藥發達，現代人壽命延長，醫學上區分智能正常老化與失智現象。阿茲海默症令人談虎色變，訓練頭腦軟體就此需要應運而生，大家趨之若鶩。

Dr Kawashima 設計的頭腦訓練程式（任天堂遊戲），在日本已銷售一百四十萬份，歐洲三百萬，法國九十萬。大腦遊戲吸引成年人及老年人新顧客。世界人口老化，逾六十五歲者佔歐洲國家百分之十三至十六，日本則已超越百分之二十。出版商已看好這個潛力市場。

法國目前亦有Happyneuron（在電腦上註冊、繳費）、Brain Tonic、Mindfit 等程式。這些程式目標在加強大腦的五種認知功能：記憶力（最近及過去）、邏輯推理、語言能力、注意力、方向感（空間—時間或視覺—空間）。方式爲：快速計算、在短時間內強記影像、限時背誦字彙等，換言之，刺激大腦充分發揮其功能。

書市已經不少鍛鍊大腦的書籍，只是在電腦上練習使人有「寓鍛鍊於樂」之感，且較多變化，可被指導，成績完全以回答之準確性及速度來計分。成績佳可進一步做較難的測驗，每個人可看其進步狀況。

大腦的可塑性（plasticité célébrale）

像一台萬能電腦的大腦，可被比喻成一個村落：神經元是房子，突觸（synapse）是大門，軸突（axons）是房屋之間的道路。如果一個大門無法開啓，道路就不再被使用，神經元之間的連結將慢慢萎縮、消失。結果資訊較不流通，導致記憶力喪失及注意力不集中。但是軸突會繞道去尋找大門開敞的房屋。故常常訓練的大腦可重造新的神經元連結，這是神經心理學家建議維修所謂的「智能儲存」。

和一般人的想法正好相反，神經元非隨年歲增長而大量消失，消失的是突觸。根據摩納哥記憶力門診中心一位醫生的證實：「當一個人在學習彈鋼琴時，核磁共振造影顯示出新的神經元連結。」運用大腦可補償消失的突觸，加強智能儲存，預測或延緩像阿茲海默症此種神經退化病症之進展。

鍛鍊大腦軟體效果如何？

美國醫學雜誌JAMA於二〇〇六年十二月發表，針對兩千八百零二位逾六十五歲數年從事大腦訓練效果研究結果。研究顯示，老年人持續擁有學習潛能，只待人們去開啓。

根據法國Happyneuron程式設計者亦是神經心理學家伯納·克席醫生（Dr Bernard Croisile），訓練記憶力或推理能力，或處理資訊速度，結果只是經過訓練的那一部門功能良好，故必須做多方面的練習，正常老化衍生的智能退化才可延遲。

「智能遊戲加強實行日常活動的能力，即專家們所謂的『執行功能』。」是一位神經內科教授的論點。某些程式至少須練習二十分鐘，一星期三次，有些則須每天練習。

訓練大腦須持之以恆，否則新造的神經元連結將快速消失。就像鋼琴家每天不練琴的話，手指變得不靈活。鋼琴大師亞瑟．魯賓斯坦（Arthur Rubinstein）曾言：「我一天不練琴的話，我自己會感覺到，三天不練琴我妻子會察覺，一星期不練琴聽眾會知曉。」

積極的生活方式最重要

巴黎南郊查理．法醫院（Charles Foix）老人醫學科主任若耶．貝爾銘教授（Pr Joël Belmin），拒絕把腦力訓練與運動和社交活動分割。最重要的是有個「積極的生活方式」，訓練大腦很好，使用電腦軟體和填字遊戲、填數獨（Sudoku）、玩紙牌、橋牌同樣重要。電腦畫面設計尤其發展一個人的注意力（須全神貫注）。但也不要忽略從事運動。

他強調運動是智能成功老化的因素，運動之後，大腦功能影像顯示腦部活動之變化。智能障礙者在電腦上做大腦訓練時，最好有醫生陪伴，以紓解遇到難題或失敗時之不知所措。若耶・貝爾銘教授很肯定：「當今無證據顯示大腦訓練可抗拒阿茲海默症。」

伯納・克席醫生在二〇〇六年六月《老年醫學雜誌》的論據：「許多研究團隊證實，教育程度加上社交活動和休閒活動的腦力刺激，與降低罹患阿茲海默症風險密切相關。」當然智性的休閒活動例如閱讀、寫作最有效。人們可期望雖然不能預防，但至少可降低風險。旅行、參加老人大學課程、帶孫子去看展覽、參觀博物館，或在家蒔花植草、修修弄弄、編織、插花、繪畫、雕塑等活動，是千百種刺激腦力的方式。避免一成不變的單調生活，每個人可定期從事一項或多項自己選擇、愛好的活動。

老年專科醫生亦是法國老年醫學協會會員迪耶席・馬傑醫生（Dr Thierry Marquet）表示，據他行醫多年的經驗、觀察，最主要的是時常更換活動內容，新奇會啓動神經元連結來創新。他的門診經驗證實，最能抗拒失智症的是，一生中皆有可待實現計畫的人，他們以平靜心態迎接老年；設計未來延緩大腦神經纖維退化。反之，不活躍的社交和智性活動之停滯，是令人脆弱之因素。

他強調盡早做好人生新階段之規劃，尤其是退休。一旦退休，驟然失去生活重心、目標，整天暮氣沉沉，可能會讓人心緒極不穩定。有時候甚至會導致嚴重的憂鬱症。中年之後晚發的憂鬱症，會加速大腦退化門診症狀之啓動。

新技術在特別養老院的試驗結果

科學大腦訓練公司（La société Scientific Brain Training）與許多實驗合作特別設計的簡化程式，已開始在法國一些特別養老院（專門收留生活無法自理的老年人）實行。十個簡單的練習及電腦資訊，作爲編寫養老院日誌的工具。初次試驗結果還不錯。起初不太想參與之老年人，因看別人操作而加入練習。但不要忽視有些因不太會操作電腦而自慚形穢，或怕被認爲無能。有些本來拒絕參加養老院活動的阿茲海默症病患，卻自動要求參與訓練課程，開創與其他病患的關係。

一位年逾八十歲阿茲海默症患者，做過大腦訓練練習後，保留大腦某些功能現象被觀察到。法國記憶力診所協會正在組織一個研究團隊調查，越來越多病患家屬要求學習此種電腦程式。但不要存太多幻想、抱太大希望，畢竟不是萬靈丹。

事實上沒有記憶力完全改善的認知膨脹奇蹟，記憶力不是機械式過度訓練就可改善的一種肌肉。改善數字練習並不意味心算能力加強，或較容易記住電話號碼。

5 盡早診斷是上策

法國診斷阿茲海默症遲了一步

「我剛才拿的那一本書，到底擺在何處？」「我到樓上房間，但忘了要做什麼？」「上星期哪一天去聽音樂？」五十五歲之後，每個人皆會有類似的記憶空洞，會抱怨記憶力變差。有些人很擔憂得了初期阿茲海默症，於是就醫。經過簡單的測驗、評估之後，醫生大都請病人放心。

「歲月增添，抱怨記憶力減退，是完全正常的。」負責巴黎一家醫院記憶力門診中心布宜羅．杜波教授（Bruno Dubois）如此道出。那只是處理資訊速度變慢，而阿茲海默症是一種眞正的病症：大腦的疾病。人們時常把阿茲海默症與大腦老化混在一起。對醫生而言，失智症不是正常現象，它意味失去自理生活的能力。

指的是一個人變成須依賴他人，無法處理自己的事務、生活起居。像所有的疾病一樣，診斷此病亦須遵照某些準則。

德國神經病理學家阿茲海默醫生於一九〇六年發現此病，已屆一世紀之久。但在法國，此病被診斷出時已然太遲了。目前僅有半數的病患被診斷。原因何在呢？有諸多因素：第一、罹患此病之患者渾然不自覺，第二、病人家屬通常會認爲智能退化是正常老化現象，第三、家庭醫生（內科醫生）缺乏專門訓練，有時難以下診斷，有不少醫生做了錯誤的判斷。有些醫生甚至認爲對病患宣布他罹患此病，須長期服藥，不啻是重大打擊，它意味慢性病，數年之後病人無法獨自生活。這會使病人焦慮不安、失去生活指標。

法國專科醫生意見分歧

法國二〇〇四年三月四日法律規定病人的權利：病人有權知道一切有關他的病歷資料。但是醫生有職責不讓病人絕望。冷酷的法律條文，是無法決定病人與醫生之間微妙的關係，尤其是要宣布像阿茲海默症那種重病。

要對病患宣布診斷結果需要某些條件：正確解說病情、病人有穩定的家人支持、由多種專科醫生診斷出。目前離此目標尚遠。詳細問診，評估智障對日常生活之影響，做一連串的神經心理測驗，加上核磁共振造影掃描，再由醫術高明的醫生下診斷。

「必須向病人宣告診斷結果，但不是隨便說出，需要時間。這樣可設想對應政策，讓病人以最佳條件對抗病症及經營生活。但也不要太武斷：某些病人不想知道診斷後果，我們要尊重其意願。」是巴黎布卡醫院（hôpital Broca）老年醫學教授方莎芝·法瑞特（Francoise Forette）的看法。巴黎龐畢度歐洲醫院奧利佛·聖冉教授（Olivier Saint-Jean），亦認爲須在良好的條件下宣布診斷。準備一個較長的門診時間，回答病人的問題，也告知他們可讓哪些醫院、機構承擔的可行性。

根據一項研究，七成的開業醫生贊同向病人告知診斷情況，五成六的家庭不希望被通知，尤其不要讓病人知道。開業醫生與病人的關係和住院醫生不同，前者認識病人已有一段時期，關係較親近。根據巴黎一位老年心理學住院醫生的個人經驗，他祇對兩成的病人通告診斷結果；必須十分愼重，因爲是嚴重的病症：許多病人毫無心理準備。

里昂市立醫院神經內科醫生伯納·瓜吉樂（Bernard Croisile）在《阿茲海默症與其他類似病》（Alzheimer et les maladies apparentées）一書中寫道：「眾多家庭懇求醫生不要說出『阿茲海默症』這個病名。但不能讓病人相信他沒什麼病，必須向他說他有記憶力病症，讓他同意接受治療建議。」

一種無聲無息、慢慢進展的……

法國目前最大的問題是，被診斷出時病患已罹患失智症。在歐洲，從失智症初期到被診斷出，期限是二十個月，法國則是二十四個月，德國才十個月。法國失去太多治療時間（等十二個月才去就醫，再十二個月後診斷程序才完成），症狀初期服藥可延緩進展速度。症狀初期還未完全失智可被診斷出，脊髓液和核磁共振造影掃描，提供有利的資訊。雖然已有症狀，但此時對症下藥較有效，對病人及家屬皆有益處。許多研究顯示，不及早治療的話，失去的已無法復原。

盡早治療，即設計一個醫療、復健、心理、社會全方位政策。除了服藥外，也要刺激智能，發展補償機制，讓病人與有關機構聯絡、註冊報名，避免病人孤立及家人精疲力盡。

我們目前無法預測何時會有症狀。根據巴黎沙勒倍崔耶醫院（Salpêtrière）查理・杜克茲教授（Charles Duyckaerts）的病理解剖研究（研究死者大腦），四十七歲時，半數身體健康、無智能障礙現象，大腦已呈現一些阿茲海默症特徵的損害。這些人之中可能有些人會發展成臨床病理，有些人不會。對後者而言，意味病症已悄悄在大腦啓動，但需要數十年的時間，慢慢進化至出現臨床症狀，此時大腦已無法補償損害效果。神經纖維退化與老人斑塊，在顯微鏡下可詳細觀察。

「最重要的是，早期診斷指的是臨床症狀出現時，而非大腦有損害跡象。不必要去診斷沒有病症的個案。有症狀疾病才會顯現。」布宜羅．杜波教授特別強調。

波爾多大學附屬醫院一項新的發現：病症最初徵兆十年前就可看出端倪

阿茲海默症臨床最初症狀未顯現之前好幾年，是否可準確地診斷出？法國波爾多大學附屬醫院神經內科部門，一組研究團隊提供有利的論據。其結果於二〇〇八年十二月被刊登於《神經學年鑑》（Prodromal Alzheimer's Disease: successive emergence of the clinical symptoms）。八十年代後期，法國開啓研究六十五歲起老化的諸多面貌，研究員的創意在區別正常與病態老化。目標在越早辨識體能與智能會趨向病態惡化高風險者，以採取預防政策。

這項歐洲的原創研究，在一般人口可估計因神經病理而導致無法自理的或然率。三千七百七十七名法國西南部兩省區居民被追蹤十四年，每兩、三年接受醫學、智能、行爲、神經心理學評估。結果三百五十名發展成阿茲海默症。醫生與研究員分析、比較阿茲海默症患者，與另外三百五十名沒發病的資料。「未來的阿茲海默症患者」，症狀未被診斷出之前十至十二年，首先已開始有語意記憶力（mémoire sémantique）問題。接著擴展到其他認知功能，七、八年前則會有較多的記憶障礙和憂鬱症。最後三、四年前日常生活會有障礙，例如無法外出購物、財務管理及搭公車。

顳葉有所損壞、萎縮，可用來解釋語意記憶力早期衰退。核磁共振造影掃描結果，顳葉萎縮符合阿茲海默症患者的認知衰退。研究團隊下一個目標，將評估社交活動對智能退化的影響。

阿茲海默症的十種症狀

阿茲海默症是逾六十五歲者智力退化的主因，但也可能從四十歲起就顯現。下列十種症狀提醒你注意。

(一)記憶力喪失

阿茲海默症患者會忘掉最近的消息。時常請對方重覆已經說過的資訊。

(二)**無法順利執行日常生活的家務事**

很難完成他熟悉的家務事。可能會準備餐食，但卻忘了吃，或把一整片牛排塞入嘴裡。到浴室卻不會洗澡。

(三)**語言困難**

他甚至會忘記最簡單的字，而使用其他不相關的字彙。

(四)**時間、空間感覺混淆**

他不知道今天是哪一年、哪一月、哪一日、星期幾。他時常會迷路，主要是不熟悉的地方，因不是自動性。有時候甚至迷失於住家的那條路。

(五)**判斷力喪失、警覺性降低**

有時候會突然遺忘外面眞實世界，而做出危險的行動。忘記約會。

(六)**抽象推理**

銀行帳戶、報稅、醫藥保險退費、通信等，皆成為苦差事。

(七)遺忘東西

把東西放在不對稱的地方（手錶放在烤箱，原子筆、鉛筆放在冰箱）而找不到。

(八)行為舉止異常

病患的心情變化無常，一下子親切溫和，一下子變成凶惡好鬥。

(九)性格改變

變成另外一個人，失去原本的個性。

(十)失去自動自發的精神

提不起勁做任何活動，甚至連之前的嗜好都不願去做。

補償能力

阿茲海默症不僅僅是記憶力受損，日常生活行為舉止的輕微徵兆，家人或醫生可能會注意到，這時候就要接受測驗。

此病涉及智能、情緒、功能等範疇，換句話說，日常生活的一切行為。但是這三種範疇其中一種可能較早就受到磨損。「臨床上診察出其中一種小障礙，意味病症已進展，智能最精緻的部位已受到波及。」這是巴黎布卡醫院一位神經心理學醫生的診斷經驗，可能是時空方位、注意力、執行能力的小障礙，例如病人不再使用手機。當然不要和年紀引起的困難相混淆。

補償能力的多樣性使診斷困難、複雜，例如一位會計師可以掩飾、補償其他人不具有這方面的能力。最常使用的範疇、能力最能抵擋時間磨損。反之，障礙則顯現在最脆弱、最差的範疇。遇到這種病人，醫生會偵察其時間、空間方位感、注意力、記憶力、執行和視覺建造功能、語言能力（表達及了解）、情緒等，主要目標是判決病人是否能夠完全獨立自理生活。接著做測驗，若成績不佳，六個月後須再做神經心理測驗評估。

體重加速減輕可能是臨床症狀之前兆

二〇〇六年美國《神經學檔案》雜誌（Archives of Neurology），刊載華盛頓大學醫學院團隊一項有趣的研究。研究目標是決定體重減輕和阿茲海默症初期的關係，對象是六十五歲至九十五歲者，比較發展成此病症者與未發展者體重減輕之比率。四百四十九名於六年期間成為追蹤對象。結果一百二十五名發展成阿茲海默症；其餘三百二十四名則無此症狀。每年一次調查訪問皆被量體重。

結果顯示：

——無失智症者每年體重約減輕二百五十二公克。

——發展成失智症者，此病被偵測出，大約一年前體重減輕則是雙倍（五百零四公克）。

——大體而言，發展成失智症之族群，在他們尚未有此病症之前，與未發展此症狀者相較，其體重平均少於三公斤三百六十公克。

研究團隊的結論是，無論有無阿茲海默症，老化常伴隨體重減輕；然而，失智症被診斷出之前，體重減輕可能會加速。至於其特別因素目前還不知道，但資料顯示未發展成失智症之前，體重已開始減輕。因此，體重減輕可能是阿茲海默

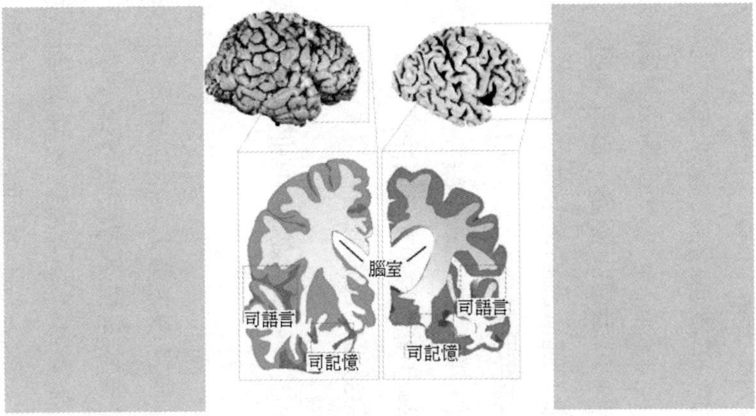

罹患阿茲海默症時大腦萎縮（右）

症臨床症狀之前兆。

皮質厚度可預測阿茲海默症

測量有輕度記憶障礙者的大腦皮質厚度，可預測未來是否會罹患阿茲海默症。法國國家健康與醫學研究機構（Inserm）於杜魯斯城（Toulouse）的研究團隊，於二〇〇九年夏天發表此研究結果。研究團隊主任皮耶・塞爾席斯（Pierre Celsis）解釋：「大腦結構如海馬迴的個別差異極大，無法以個人做爲評估指標。須尋找一個更有力的指標。」此目標已達成。

比較三組七十五歲正常、有輕度記憶障礙或罹患阿茲海默症受測者的大腦磁振造影掃描，以一種軟體計算大腦對此症敏感地區的皮質厚度，可歸納出「正常厚度指標」。結果如何呢?兩年之後，輕度記憶障礙者進展成阿茲海默症，根據正常厚度指標預測，七成六的患者會有神經元退化現象。但我們知道智性生活豐富的人，常受激勵的認知機制可彌補大腦萎縮，且延緩此症的發病時間。那麼正常厚度指標可使這些人較晚罹患此症。在目前尚未發現完全有效藥物之時，這非常重要。

阿茲海默症不久將被克服?

二〇一〇年在對抗阿茲海默症史上將是一個轉捩點，蓋世界上有十五項左右的治療實驗正在進行。最前進的是抗拒B澱粉樣蛋白的一種抗體bapineuzumab，其聚積形成老年斑塊導致神經元死亡。

伊藍（Elan）公司發展的此種產品，以注射方式對四千名病患進行第三期（效果）試驗，這是在實施第二期（藥量）試驗無副作用之後的後續程序。最初結果令人歡欣鼓舞，強森大廠商（Johnson & Johnson）將斥資八億八千五百萬美元，盡快使藥物商業化。

另一個充滿希望的線索是，諾瓦迪斯廠商（Novartis）試驗的「Cad 106」抗體原（l'antigéne）。這是一種由縮氨酸類（peptide）組成的治療疫苗，它可引起對抗

B澱粉樣蛋白的免疫反應。目前在歐洲試驗三十幾位病人，二〇一一年將做出結論，初試階段無副作用顯示，但還須證實其效果。

另外一種較創新的策略在於攻擊tau蛋白，我們知道其沉積對神經元產生毒素。一種藥物應運而生，Le Rember可延緩疾病進展。測試十九個月之後，病患的神經病狀呈穩定。此藥物可望於二〇一二年上市，但是其效果會在二〇一〇年起做評估。

「目前這麼多研究，我們可肯定三至五年之後，將會發展有效、無風險的治療方式。」波爾多貝樂甘醫院（Pellegrin）神經科學部門診所主任冉・馬克・歐句句卓（Jean-Marc Orgogozo）持樂觀的看法。我們就拭目以待吧！

結論

阿茲海默症傳遞負面印象，令人害怕、感到束手無策。不良的社會形象可解釋為何診斷不足：醫生、病人及家屬試著儘量延緩宣布「集聚一切與老化有關的畏懼」的病症。

在抗阿茲海默症（二〇〇八—二〇一二）計畫政策下，法國「預防及健康教育機構」（Institut National de Prévention et d'Education pour la Santé, Inpes），實施多項調查，其目標在改善民眾、照顧家屬及醫療人員對此病之認識與態度。法國人對阿茲海默症的看法如下：

(A) 這是一種令人懼怕的病症，甚至包括醫療人員

受調查者認為阿茲海默症在最嚴重疾病中排名第三（次於癌症、愛滋病），第三名最令人懼怕的病症，次於癌症、車禍後果。雖然害怕此病，但九成一希望知道診斷結果。病患親屬及醫療人員除了害怕外，亦伴隨無能感。家庭醫生（內科醫生）表示擔憂診斷錯誤、須宣布病症和無能為力感。

(B) 令病患蒙受污名的疾病

阿茲海默症時常意味病患的社交生活劃上休止符及其家屬的孤立。此病的社會形象排斥病患於社會生活之外。媒體傳遞阿茲海默症病患形象是，喪失個性、變得無人性、甚至幾乎已經死亡。病患不合適的舉止行為，會導致家屬避免前者與外界接觸，以免有羞辱感。此病的病症和聯想影像使它成為禁忌話題。三成一逾十八歲者宣稱，在阿茲海默症病患面前會有不適感。令人驚訝的是，民眾、照顧家屬及醫療人員不太提及病患。

(C) 對家屬產生重大影響

病患家屬處於兩種矛盾情況。一方面，人們確認承擔病患家屬不可或缺的地位。醫療人員強調家屬是給予病患舒適的重要角色，同時也需要伴隨照顧家屬。另一方面，人們承認家屬負擔會很沉重，且導致精疲力絕情況。九成三受調查者同意阿茲海默症會對家庭產生不良效果。

(D) 對此病認識不多

約四成的法國人自認爲對於阿茲海默症不太了解。七成九認爲媒體應該多加報導。大家害怕此病與缺乏認識有關。即使知道大概病症，但對致病因素、病況進展及多種失智情況，卻不太清楚。不像癌症，雖然害怕但掌握足夠資訊。法國人認爲此病研究工作、承擔病患和改善其生活的具體行動，法國步調拖延。

(E) 被視爲現代「災難」

八成三逾十八歲者認爲，越來越多人罹患阿茲海默症。六成四宣稱此病無法痊癒。僅兩成九認爲此病時常是遺傳病。一般人的印象是，無任何人可說他不會得此病、研究員對於致病因素和預防方式尚須努力。一般人口對阿茲海默症預防因素之認識，反映目前的研究狀況：大多數人（八成）皆知道大腦刺激是預防因素，其他的健康態度，諸如飲食和運動，未被全盤接受。至於環境因素，四成四認爲不污染的環境，可降低阿茲海默症罹患率。

三成九認爲抗阿茲海默症計畫是政府當局的要務之急；五成六對此政策有信

心。五成四的法國人知道抗阿茲海默症計畫。當他們了解此計畫的大綱時，八成七認爲它將會改善法國的阿茲海默症狀況。

(F) 極期待研究成果

大眾對政府當局最期望研究效果。發現新的藥物是大家最關切的，其次是協助、紓解照顧家屬、多建造特別療養院。六成五的法國人對未來抱希望，認爲其有生之年，阿茲海默症的特效藥將被發現。四成二希望被告知研究的進步情況。

積極的健康態度、良好的生活習慣

目前只有延緩阿茲海默症惡化的藥物，特效藥尚未發明之前，個人的基因遺傳因素我們無能爲力，老化無人可抗拒。我們所能做的是養成好的生活習慣：遠離菸酒，控制血壓、膽固醇、血糖，飲食均衡，勤動筋骨、大腦。積極的健康態度不僅可預防阿茲海默症，幾乎所有的癌症和心血管疾病亦不容易上身。

參考資料

《讓大腦變年輕》，蓋瑞・斯默爾著，商周出版，二〇〇五年

《拯救大腦》，傑夫・維托羅夫著，原水文化，二〇〇四年

《老得很健康》，安德魯・威爾醫生著，木馬文化，二〇〇七年

《失智症照護指南》，邱銘章、湯麗玉合著，原水文化，二〇〇六年

《基礎神經學》，吳進安編著，合記圖書出版，一九九六年

《道氏醫學大辭典》中英對照，現代醫學社編輯，大學圖書出版社，一九七七年

《Dictionnaire illustré des Termes de Médecine》, Garnier Delamare, 28e édition , Maloine, 2004

《Le Vieillissement Cognitif Normal》, D. Brouillet, A. Syssau, De Boeck Université, 2000

《Gérontologie Préventive: Eléments de prévention du vieillissement pathologique》, Sous la direction de C. Trivalle, Masson, 2002

《Neuropsychologie》, R. Gil, 4e édition, Masson , 2006

《Précis Pratique de Gériatrie》, Arcand-Hebert, Edisem Canada, 2007

《Neurologie, Collège des Enseignements de Neurologie》, Masson, 2005

《Les Maladies Dépressives》, Collection psychiatrique dirigée par le professeur Lucien Colonna, 2e édition, Médecine-Sciences Flammarion 2003

《Alzheimer, Vie d'un médecin. Histoire d'une maladie》, Konard et Ulrike Maurer, Editions Michalon, 1999

《Un si long chemin》, Henri Troyat de l'Académie Française, Stock, 1993

《Autobiographie d'une Epouvantail》, Boris Cyrulnik, Odile Jacob, 2008

《Je me souviens...》, Boris Cyrulnik, L'Esprit du Temps, 2009

《Mon évasion, autobiographie》, Benoîte Groult, Grasset, 2008

法國的《醫生日報》（Le Quotidien du Médecin）、《醫學考試》（Le Concours Médical）、《一般科醫生期刊》（La Revue du Praticien，Médecine Générale）、《費加洛雜誌》（Le Figaro Magazine）、《費加洛日報科學醫學版》、藥劑師發給民眾的《舒適與健康雜誌》（Bien-être et Santé）、《點週刊》（Le Point）、《快訊週刊》（L' Express）、《科學與未來月刊》（Sciences et Avenir）、《老人雜誌》（Notre Temps）、《科學與生命月刊》（Science et Vie）、《研究月刊》（La Recherche）、《法國失智症協會資訊》、《心理神經精神學期刊》、《電視休閒週刊》

〔附錄〕

社團法人台灣失智症協會

社團法人台灣失智症協會於民國九十一年九月十五日成立，爲非營利之全國性社會團體，九十四年成爲與WHO具官方關係之國際失智症協會正式會員，爲台灣唯一代表。本會積極推展失智症宣導工作、提供國人失智症最新資訊、發展創新服務提升失智者及家屬生活品質，並參與國內外會議提供政策建言，爲失智患者及家屬爭取權益及福利資源。民國九十八年獲内政部補助設立全台首創「失智症社會支持中心」提供失智者家屬所需之支持服務。

電話諮詢

提供失智者、家屬、專業人員及民眾失智症相關諮詢服務，依個別需求提供個案諮詢以及照顧者心理支持。

失智症關懷專線：0800—474—580（失智時 我幫您）

輕度失智病友服務——瑞智學堂

專爲輕度失智病友們所設計之服務：頭腦體操班、懷舊班、藝術創作班、音樂班、瑞智合唱團，幫助失智者運用保有之功能、減緩退化、增加愉悅情緒，進而提升其生活品質。同時搭配家屬必修課程及家屬團體，增進家屬照顧及調適能力。民國九十九年與全台二十五單位合作推廣瑞智學堂服務。

家屬互助支持團體——永遠記得你講座

提供家屬專業講座、互助團體、喘息服務及社會資源展，幫助家屬學習新知、經驗交流、相互學習及支持，並獲得喘息及充電以調適照顧壓力。

提供訊息

出版失智症宣導單張、手冊；發行定期刊物及電子報；建置失智專業網站；舉辦失智症防治講座；結合二十五縣市辦理國際失智症日全國宣導活動。

教育訓練課程

結合社區資源舉辦家屬照顧訓練課程，與各專業團體合作辦理專業人員及照服員失智症培訓課程及研討會，提升失智症照護品質。

社團法人台灣失智症協會
Taiwan Alzheimer's Disease Association
電話／(02)3365-2826 傳真／(02)3365-2827
會址／(10084)台北市南昌路二段206號10樓-1
電子信箱／tada.tada@msa.hinet.net
網址／www.tada2002.org.tw

INK PUBLISHING PLUS 3

忘了我是誰：阿茲海默症的世紀危機

作　　者　楊翠屏
總 編 輯　初安民
責任編輯　施淑清
美術編輯　黃昶憲
攝　　影　黃昶憲
校　　對　施淑清　楊翠屏

發 行 人　張書銘
出　　版　INK 印刻文學生活雜誌出版有限公司
台北縣中和市中正路 800 號 13 樓之 3
電話：02-22281626
傳真：02-22281598
e-mail:ink.book@msa.hinet.net
網　　址　舒讀網 http://www.sudu.cc

法律顧問　漢廷法律事務所
劉大正律師
總 代 理　成陽出版股份有限公司
電話：03-2717085（代表號）
傳真：03-3556521
郵政劃撥　19000691 成陽出版股份有限公司
印　　刷　海王印刷事業股份有限公司

出版日期　2010 年 6 月　初版
ISBN　978-986-6377-67-9

定價　270 元

國家圖書館出版品預行編目資料

忘了我是誰：
阿茲海默症的世紀危機；楊翠屏著；
--初版，--臺北縣中和市：INK 印刻文學，
2010.06　面；　公分（Plus; 3）
ISBN 978-986-6377-67-9（平裝）
1. 阿茲海默氏症
415.9341　　99001533